ABHANDLUNGEN DER DEUTSCHEN AKADEMIE
DER WISSENSCHAFTEN ZU BERLIN

Klasse für Medizin
Jahrgang 1956, Nr. 3

WILFRIED MÖBIUS

GEBURTSHILFLICHE RÖNTGENDIAGNOSTIK

1957

AKADEMIE-VERLAG · BERLIN

Vorgelegt von Hrn. R. SCHRÖDER in der Gesamtsitzung vom 19. Januar 1956

Zum Druck genehmigt am gleichen Tage, ausgegeben am 15. Juni 1957

Erschienen im Akademie-Verlag GmbH., Berlin W 8, Mohrenstraße 39
Lizenz-Nr. 202 · 100/449/57
Satz und Druck: Druckhaus „Maxim Gorki", Altenburg
Bestell- und Verlagsnummer: 2001/56/III/3
Preis: DM 9,—
Printed in Germany

Inhalt

Geburtshilfliche Röntgendiagnostik[1])

Die Entwicklung der Geburtshilfe hat viele sprunghafte Entwicklungsphasen bis zu ihrem modernen Stand durchgemacht. Einen solchen Sprung verdankt sie neben der Einführung der Asepesis, der Gewinnung neuer Operationsmethoden auch der Entdeckung der Röntgenstrahlen und damit der geburtshiflichen Röntgendiagnostik.

Dabei ist nicht die Rede von der Röntgendiagnostik innerer Organe, z. B. Lunge oder Magen, während gleichzeitig bestehender Schwangerschaft, es handelt sich vielmehr um röntgendiagnostische Maßnahmen, die direkt mit Schwangerschaft, Geburt oder Wochenbett in Verbindung stehen.

Das Röntgenbild soll aber niemals die exakten geburtshilflichen Maßnahmen und Handgriffe ersetzen, niemals darf bei der Geburtshilfe das Röntgenbild allein die Diagnose ergeben.

Über die Indikationen der geburtshilflichen Röntgendiagnostik während Schwangerschaft, Geburt und Wochenbett wird im einzelnen zu sprechen sein. Es muß aber vorweggenommen werden, daß die geburtshilfliche Röntgendiagnostik nicht nur aus mütterlicher Indikation, sondern besonders auch im Hinblick auf die Bekämpfung der kindlichen Morbidität und Letalität eine große Rolle spielt.

Nach Noack beträgt z. B. die kindliche Letalität beim Mißverhältnis nach vaginaler Entbindung 26,6%, nach Schnittentbindung 1,5%. Die Indikation zur Schnittentbindung gerade beim Mißverhältnis kann aber sicher nur mit gleichzeitiger Hilfe des Röntgenbildes gestellt werden. Ähnlich liegen die Verhältnisse bei der Placenta praevia, der Beckenendlage und der Querlage (s. Abbildung 1).

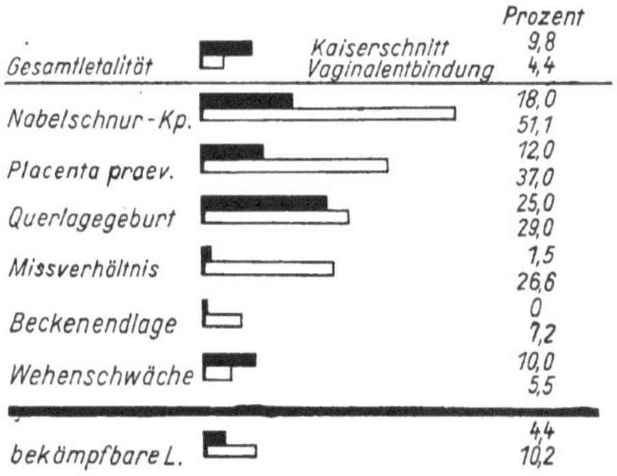

Abb. 1. Bekämpfbare kindliche Letalität. Kaiserschnitt — Vaginalentbindung

Wenn nun über die geburtshilfliche Röntgendiagnostik ein Überblick gegeben werden soll, so ist das innerhalb eines kurzen Vortrages kaum möglich. Es können diese Ausführungen also nur in fragmentarischer Form das Gebiet zur Darstellung bringen. Im einzelnen wird zu sprechen sein über

1. die technischen Möglichkeiten;
2. die Indikation der geburtshilflichen Röntgendiagnostik während Schwangerschaft, Geburt und Wochenbett;
3. die geburtshilfliche Röntgendiagnostik und die Geburtsprognose;
4. Gefahren und Schäden der geburtshilflichen Röntgendiagnostik und schließlich
5. über ihre praktische Anwendung.

[1]) Nach einem Vortrag, gehalten vor der Deutschen Akademie der Wissenschaften Sektion Geburtshilfe und Kinderheilkunde am 30. 9. 1955.

I. Technische Möglichkeiten

An technischen Möglichkeiten stehen hauptsächlich 3 Aufnahmeverfahren zur Verfügung:

a) *Die Übersichtsaufnahme*

Sie wird bis zum VI. Monat möglichst in Bauchlage, später in Rückenlage gewonnen. Wichtig ist, daß dabei genügend tief eingestellt wird. Der Zentralstrahl soll 2—3 Querfinger unterhalb des Nabels liegen. Wichtig ist die genau symmetrische Mittellage, die vom Fuß- und Kopfende visiert und eingestellt werden muß, da sonst Deformitäten vorgetäuscht werden können. Der Wert der Übersichtsaufnahme, auch Frontalaufnahme des Beckens genannt, liegt in der Möglichkeit der allgemeinen Orientierung über Form und Bau des Beckens, sowie über Zahl, Lage und Form der Frucht. Für die Aufnahmetechnik gelten folgende Daten: Fokus-Film-Abstand 100 cm, Buckyblende, Doppelfilm, Doppelfolie, Scheitelspannung 78 kV, 100 mA, 2—4 Sek. je nach Dicke der Patientin bei einer Eigenfilterung der Röhre von 0,8—1,0 Al.

b) *Die seitliche Aufnahme*

Sie stellt gleichzeitig die Profilaufnahme des Beckens dar. Es gelingt mit ihr, die Conjugata vera genau zur Darstellung zu bringen. Damit ist es möglich, über ein räumliches Mißverhältnis zwischen kindlichem Kopf und mütterlichem Becken Aussagen zu machen.

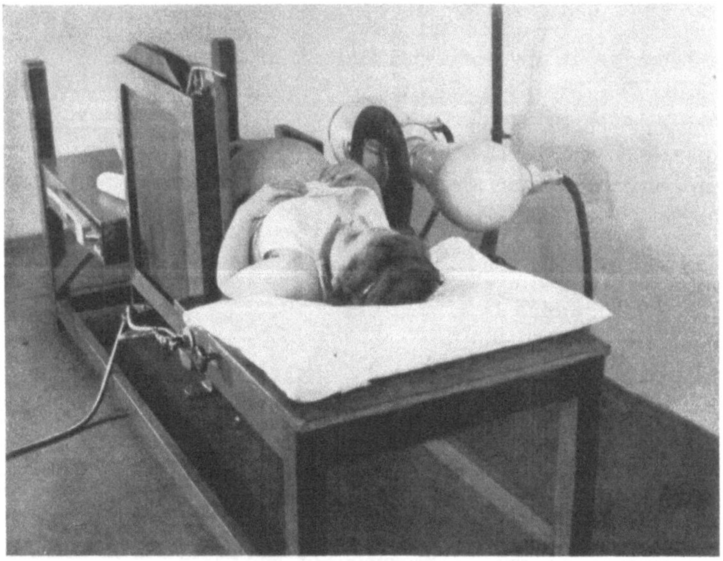

Abb. 2.

Eine gleichzeitige Beckenmessung ist aber durch die Divergenz der Strahlen vom Fokus aus zunächst nicht möglich. Die Verzeichnung durch die Divergenz der Strahlen kann korrigiert werden

1. durch Fernaufnahmen: Dieses Verfahren ist technisch schwierig und hat sich nicht durchsetzen können;

2. durch Mitphotographieren von Meßstäben: Diese Möglichkeit wurde von dem Franzosen Fabre angegeben, sie wird heute noch in Amerika angewandt. Wir haben gemein-

sam mit ARESIN einen solchen Meßstab angegeben und in seiner Brauchbarkeit als exakt beschreiben können;

3. durch mathematische Berechnung: Diese Methode wurde von GUTHMANN angegeben und von v. SCHUBERT ausgearbeitet. Sie hat sich im allgemeinen bewährt und überall durchgesetzt. Von SCHUBERT hat einen eigenen Tisch dafür konstruiert (Abb. 2).

Dabei wird der Verzeichnungsfaktor an einer Skala je nach Dicke der Patientin sofort abgelesen (Abb. 3).

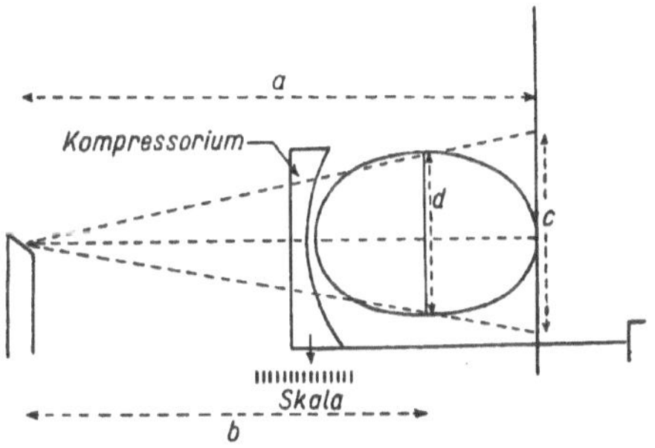

Abb. 3. Schematische Darstellung der Grundlagen für die Beckenmessung mittels Profilaufnahme. Links: Röntgenröhre, rechts: Film. Der Körper wird in der Gegend des Beckens mittels Kompressorium fest an den Röntgenfilm fixiert. Stand des Kompressoriums verschieden, je nach Dicke der Patientin. Dementsprechend resultieren verschiedene Verkleinerungsfaktoren, die an der Skala abgelesen werden können. a = Fokus-Film-Abstand; b = Abstand der Ebene der Conj. vera vom Fokus; c = das auf dem Röntgenfilm gemessene Maß der Conj. vera; d = tatsächliches Maß der Conj. vera

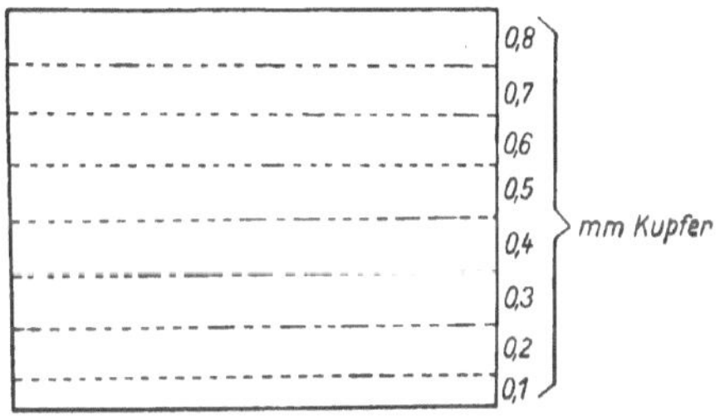

Abb. 4a. Allgemein gebräuchliches Filter

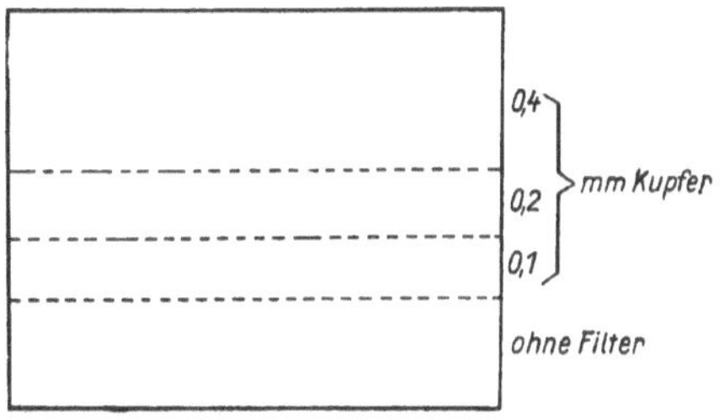

Abb. 4b. Das an der Univ.-Frauenklinik Leipzig verwendete Filter

Da von diesem Schubert-Tisch nur noch wenige Exemplare überhaupt existieren, wurde ein Behelfsgerät konstruiert, welches nach dem gleichen Prinzip aufgebaut ist wie der eigentliche „Schubert"-Tisch.

Wichtig ist bei diesen seitlichen Aufnahmen, daß die Gegend des kindlichen Kopfes durch eine stärkere Filterung abgedeckt wird, während die Gegend des mütterlichen Kreuzbeins voll von Strahlen ausgeleuchtet wird. Wir haben deshalb an der Universitäts-Frauenklinik Leipzig ein besonderes Filter dafür im Gebrauch (Abb. 4).

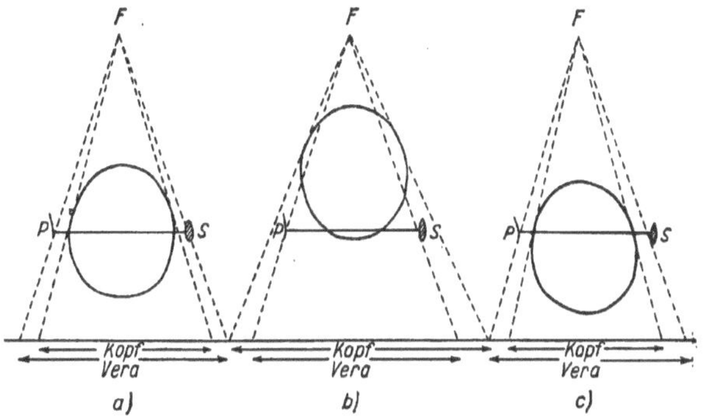

Abb. 5. Projektion des mittelständigen und abgewichenen Kopfes (nach WAHL); P = Promunturium; S = Symphyse; a) Kopf in der Ebene der Conj. vera; b) Kopf fokusnäher als die Conj. vera; c) Kopf filmnäher als Conj. vera

Bei diesen seitlichen Aufnahmen ist besonders darauf zu achten, daß der Kopf im Beckeneingang, genau in der Mitte steht. Bei Abweichungen sowohl nach der Platte als auch nach dem Fokus zu sind erhebliche Verzeichnungen die Folge (Abb. 5), die zu erheblichen Fehldiagnosen Anlaß geben können.

Die technischen Daten dieser seitlichen Aufnahmen sind: Fokus-Film-Abstand 70 cm, 80—82 Kv Scheitelspannung, 100 mA, 3,5—7 Sek. Doppelfilm, Doppelfolie, Buckyblende. Damit lassen sich gute, kontrastreiche Bilder erzielen.

c) *Die Sitzaufnahme*

Der Nachteil der seitlichen Aufnahme, also der Profilaufnahme des Beckens ist, daß daraus keine Aussage über die Form des Beckeneingangs gemacht werden kann. Zu diesem Zweck ist die Möglichkeit der Sitzaufnahme, also der axialen Darstellung des Beckens gegeben. Mit Hilfe dieser Sitzaufnahme ist es möglich, den Beckeneingang plattenparallel zur Darstellung zu bringen. Bei Erfüllung bestimmter Voraussetzungen ist dabei auch die Möglichkeit der Ausmessung des Beckeneingangs in seinen verschiedenen Durchmessern möglich.

Die technische Durchführung dieser Aufnahme geschieht am besten so, daß die Patientin mit dem Oberkörper schräg nach hinten gebeugt auf dem Röntgentisch sitzt. Der Röntgenarzt muß sich davon überzeugen, daß Oberrand der Symphyse und Promunturium in gleicher Höhe stehen. Die Röhre wird dabei zweckmäßigerweise auf die Symphyse zentriert (Abb. 6).

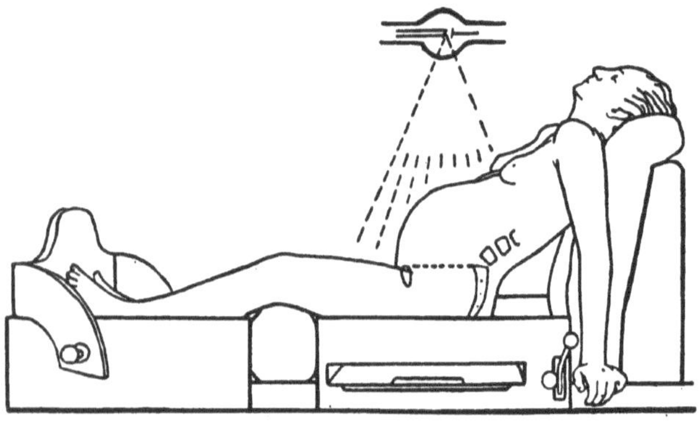

Abb. 6. Sitzaufnahme nach MARTIUS (gezeichnet nach WAHL)

Als technische Daten sind anzugeben: Fokus-Film-Abstand 70 cm Buckyblende, Doppelfilm, Doppelfolie, Scheitelspannung 80—85 kV, 100 mA, 3—7 Sek. Bei richtiger Technik der Aufnahme dürfen die Foramina obturatoria nicht zu sehen sein, die Verbindungslinie der Spinae ossis ischii zieht genau durch die Mitte des Beckens.

Diese 3 Methoden der Aufnahmetechnik stehen in keiner Weise in Konkurrenz zueinander, sie ergänzen sich vielmehr in ihrem Indikationsgebiet.

Tabelle 1

Geburtshilfliche Röntgendiagnostik

Profilaufnahme (seitliche Aufnahme) . . . . . . (Strahlengang frontal)	75%
Frontalaufnahme (Übersichtsaufnahme) . . . . . (Strahlengang sagittal-ventrodorsal)	20%
Sitzaufnahme (Vertikalaufnahme d. Beckens). . . Außerdem: Stereoskopie d. Beckens	5%

Tabelle 1 gibt einen Überblick über die Häufigkeit der einzelnen Aufnahmemöglichkeiten anhand eines großen Materials unserer Klinik. Danach wurden bei 75% seitliche Aufnahmen, in 20% Übersichtsaufnahmen und nur bei 5% aller geburtshilflichen Röntgendiagnosen die Sitzaufnahme durchgeführt.

d) Eine besondere Technik ist die *Stereoaufnahme* des Beckens und damit auch der Schwangerschaft. Das Verfahren hat sich in Amerika eingebürgert, es wurde in Deutschland besonders von HASSELWANDER in letzter Zeit in Erinnerung gebracht. Wegen der erheblichen technischen Schwierigkeiten einerseits, der hohen Strahlenbelastung sowie des erheblichen Aufwandes an Zeit und Mühe andererseits hat es sich aber nicht durchsetzen können, so daß diese Möglichkeit vorwiegend für Forschungszwecke vorbehalten bleiben wird.

e) Eine *Schichtaufnahme* des Beckeneingangs, besonders in seitlicher Richtung, die also nur die Conjugata vera zur Darstellung bringt, muß als unzweckmäßig abgelehnt werden, da dabei außer der Darstellung von Symphyse und Promunturium andere wichtige Erkenntnisse über Bau und Form des Beckens (z. B. vordere Beckenhöhe und die Einstellung des Kopfes) nicht möglich sind, außerdem entstehen dabei erhebliche technische Schwierigkeiten.

f) Schließlich ist noch eine besondere Form der Diagnostik zu erwähnen, die als *Amnio-* bzw. *Foetographie* in die geburtshilfliche Röntgendiagnostik eingeführt worden ist. Sie besitzt aber auch keinen Wert für die tägliche Arbeit des Geburtshelfers und hat lediglich Wert zur Beantwortung bestimmter spezieller Fragestellungen.

II. Die Indikation der geburtshilflichen Röntgendiagnostik

Die Indikation der geburtshilflichen Röntgendiagnostik ist in den einzelnen Abschnitten verschieden.

A. IN DER SCHWANGERSCHAFT

In der Schwangerschaft wird vorwiegend die Übersichtsaufnahme durchgeführt werden. Als Indikationen können genannt werden:

1. Es wird während der Schwangerschaft die Röntgendiagnostik an den der Schwangerschaft unmittelbar benachbarten Organen durchgeführt werden können, um Veränderungen festzustellen. Abb. 7 zeigt die Darstellung der Nierenbecken bei einer gleichzeitig bestehenden rechtsseitigen Schwangerschaftspyelitis.

Abb. 8 zeigt die Darstellung des Darmes bei gleichzeitig bestehender Schwangerschaft.

2. Zur Klärung der Differentialdiagnose Schwangerschaft oder Tumor. Es ist dabei festzustellen, daß eine solche Aufnahme ab IV. Monat frühestens durchgeführt werden darf. Zu früheren Zeitpunkten sind die kindlichen Knochen noch nicht so weit mit Kalk durchsetzt, als daß sie dabei einen genügenden Kontrast abgeben könnten.

Es ist auch möglich, Veränderungen zur Darstellung zu bringen, die durch gleichzeitig bestehende Tumoren und Schwangerschaft vorhanden sind. Abb. 9 zeigt einen Tumor in der rechten Beckenhälfte, der zur Einstellung des Kopfes in Vorderhauptslage geführt hat.

3. Es ist möglich, während der Schwangerschaft eine Alters- und eine Größenbestimmung des Kindes durchzuführen. Eine Beurteilung nach dem Auftreten der einzelnen Knochenkerne ergibt ungenaue Werte. Dagegen läßt sich mit Hilfe der Berechnung von WEGRAD eine brauchbare Größen- und Altersbestimmung des Kindes durchführen. Bei der Übersichtsaufnahme kommt die kindliche Wirbelsäule meist plattenparallel zur Darstellung. Diese Tatsache wird ausgenützt, und die Wirbelsäule des Kindes auf dem Röntgenbild wird mit dem Bandmaß vom 1. Halswirbel bis zum 5. Kreuzbeinwirbel ausgemessen. Nach Korrektur des Verzeichnungsfaktors wird der Wirbelsäulenwert mit 2,29 multipliziert, um von dem Wirbelsäulenmaß das Längenmaß der Frucht

zu erhalten. In Übereinstimmung mit Wegrad konnte Wiegel an unserer Klinik in einer z. Z. noch nicht publizierten Reihe die Brauchbarkeit dieser Methode jedoch mit einigen Einschränkungen nachweisen.

4. Es ist möglich, den intrauterinen Kindstod festzustellen. Als Zeichen dafür sind vor allem zu nennen:

a) ein starkes Abknicken der Wirbelsäule;
b) ein dachziegelartiges Überlagern der Schädelknochen (Spaldingsches Zeichen);
c) eine hochgradige Asymmetrie des Schädels (Hornersches Zeichen);
d) ein Auseinanderfallen der Schädelknochen als sog. Klingelbeutelzeichen;
e) unscharfe Knochenzeichnung und schließlich Differenz zwischen Knochenmaßen und Schwangerschaftszeit (Abb. 10 und 11).

Es ist wichtig, daß diese Zeichen, die sämtlich auf einer Erweichung und Mazeration beruhen, nicht allein gewertet werden.

Abb. 12 zeigt z. B. eine Schwangerschaft in vollkommener Fußlage. Der Kopf ist stark abgeknickt; dieses Zeichen ist aber allein kein Zeichen des Kindstodes, das Kind wurde lebend geboren. Auch das Übereinanderlagern der Schädelknochen durch starke Konfiguration kann gelegentlich ein Spaldingsches Zeichen vortäuschen.

5. Während der Schwangerschaft ist es möglich, mit Hilfe der Übersichtsaufnahme die Mehrlingsschwangerschaft festzustellen oder auszuschließen. Abb. 13 zeigt Zwillinge, die im Begriff sind, sich zu verhaken.

Abb. 14 zeigt das Bild einer Drillingsschwangerschaft.

6. Es ist möglich, Mißbildungen, besonders den Anencephalus und den Hydrocephalus (Abb. 15) zur Darstellung zu bringen.

7. Die Darstellung der ausgetragenen Extrauteringravidität ist möglich. Abb. 16 zeigt einen Fall von ausgetragener Extrauteringravidität.

Auf Abb. 17 war es durch Kontrastfüllung der Cervix möglich, eine ausgetragene Extrauteringravidität auszuschließen.

8. Während der Schwangerschaft kann eine Placenta praevia durch die Röntgendiagnostik festgestellt oder ausgeschlossen werden. Das ist einmal möglich mit Hilfe von Kontrastfüllungen der Nachbarorgane, wie Blase (Abb. 18) oder gelegentlich auch des Darmes.

Liegt eine Placenta praevia vor, so findet sich zwischen Kontrast und Kindsteilen ein erheblicher Zwischenraum. Die gleiche Feststellung läßt sich jedoch auch mit der Weichteiltechnik erzielen. Man sieht dann deutlich, daß zwischen Kopf und mütterlichem Becken eine erhebliche Distanz besteht, die größer als 3 cm ist.

9. Während der Schwangerschaft ist es möglich, auch gewisse Rückschlüsse auf eine Übertragung durch die Röntgendiagnostik zu ziehen. Tietze hat in letzter Zeit darauf aufmerksam gemacht, daß man bei Röntgenbildern übertragener Kinder eine bestimmte „reflektorische Bewegungsunruhe“, hervorgerufen durch den Fruchtwassermangel, beobachten kann.

10. Es muß ganz besonders hervorgehoben werden, daß während der Schwangerschaft eine Indikation für die Feststellung eines Mißverhältnisses und auch eine Feststellung der Lage durch die geburtshilfliche Röntgendiagnostik *nicht* gegeben ist.

Röntgenaufnahmen, die zur Klärung des Mißverhältnisses oder einer Lagebestimmung während der Schwangerschaft durchgeführt werden, sind völlig überflüssig, da für die Feststellung eines Mißverhältnisses der zur Geburt stehende Kopf in seinen Maßen noch nicht bekannt ist und zum anderen, da sich die Lage bis zur Geburt noch häufig ändern kann; diese Aufnahmen würden nur eine unnötige Belastung mit Röntgenstrahlen für die Mutter und das Kind darstellen.

B. UNTER DER GEBURT

Unter der Geburt wird vorwiegend die Übersichtsaufnahme und auch die seitliche Aufnahme durchgeführt:

1. zur Feststellung der Lage und der Einstellung der Kinder. Damit ist die Diagnose möglich:

a) der Deflexionslagen (Abb. 19 Vorderhauptslage, Abb. 20 und 21 Gesichtslage);
b) der Beckenendlage (s. Abb. 12);
c) der Querlagen (Abb. 22)
und schließlich
d) der Einstellung des Kopfes und besonders der Scheitelbeine (s. Abb. 23).

2. Das zweite große Indikationsgebiet der geburtshilflichen Röntgendiagnostik unter der Geburt ist in der Feststellung oder im Ausschließen eines Mißverhältnisses gegeben. Dazu dienen besonders die seitliche Aufnahme und die Sitzaufnahme. Wenn durch den Zusatzhandgriff, auf den besonders R. SCHRÖDER immer wieder hingewiesen hat, trotz guter Wehentätigkeit ein Gleichstand oder ein Überstehen des Kopfes über die Symphyse festgestellt wird, so ist die seitliche Röntgenaufnahme des Beckens angezeigt. Dabei kann gleichzeitig das Maß der Conj. vera und des biparietalen Durchmessers des Kopfes gemessen werden.

Die Prognose für die Geburt ist günstig, wenn die Conj. vera 1,5 bei I-Parae und 1,0 cm bei der Mehrgebärenden größer ist als der Kopf.

2 Beispiele: G. C. v. 10,9 bip. 9,0 → Spontan $\frac{51 \text{ cm}}{3000 \text{ gr.}}$

W. C. v. 10,8 bip. 9,5 → Spontan $\frac{51 \text{ cm}}{3300 \text{ gr.}}$

Es können aber auch festgestellt werden:

a) Ein allgemein verengtes Becken. Abb. 23 zeigt das seitliche Bild einer 22jährigen I-para. Die Conjugata vera beträgt 9,8 cm, der bipar. Durchmesser am geborenen Kopf 10,0 cm. Der Kopf ist stark konfiguriert. Trotz des Mißverhältnisses und trotz der hinteren Scheitelbeineinstellung wurde ein lebendes Kind spontan geboren.

Noch schwieriger liegen die Maße bei Abb. 24. Es handelt sich um eine 21jähr. I-para. Die Conjugata vera betrug 8,5 cm, der bipariet. Durchmesser 10,0. Der Kopf ist in maximaler Flexion stark ausgezogen. Auch hier kam es zu einer glatten und spontanen Geburt eines lebenden Kindes.

Diese beiden Fälle stellen jedoch Ausnahmen dar. Abb. 25 zeigt das Röntgenbild einer 25jähr. I-para.

Die Conjugata vera beträgt 9,1 cm, der bipariet. Durchmesser am geborenen Kopf 9,5 cm, der Kopf ist stark konfiguriert, das Kind konnte nicht lebend entwickelt werden.

Bei diesen Aufnahmen ist die Darstellung sowohl des Beckeneingangs und seiner engsten Stelle als auch die Darstellung des kindlichen Kopfes möglich. Wie bereits ausgeführt, ist es wichtig, daß der Kopf nicht zur Seite abgewichen ist. Abb. 26 zeigt einen Kopf, der fokusnahe gelegen ist, er ist vergrößert dargestellt, es handelt sich bei diesem Fall nicht um ein Mißverhältnis, auch nicht um einen Hydrocephalus, sondern um einen ganz normalen Kopf, der auf dem Film durch seine fokusnahe Lage erheblich vergrößert verzeichnet worden war.

b) Das platte Becken zeigt Abb. 27 in seinem seitlichen Bild, hier findet man ein stark nach hinten fliehendes Kreuzbein und stark eingeknicktes Steißbein. Die Conjugata vera beträgt hier 6,5 cm.

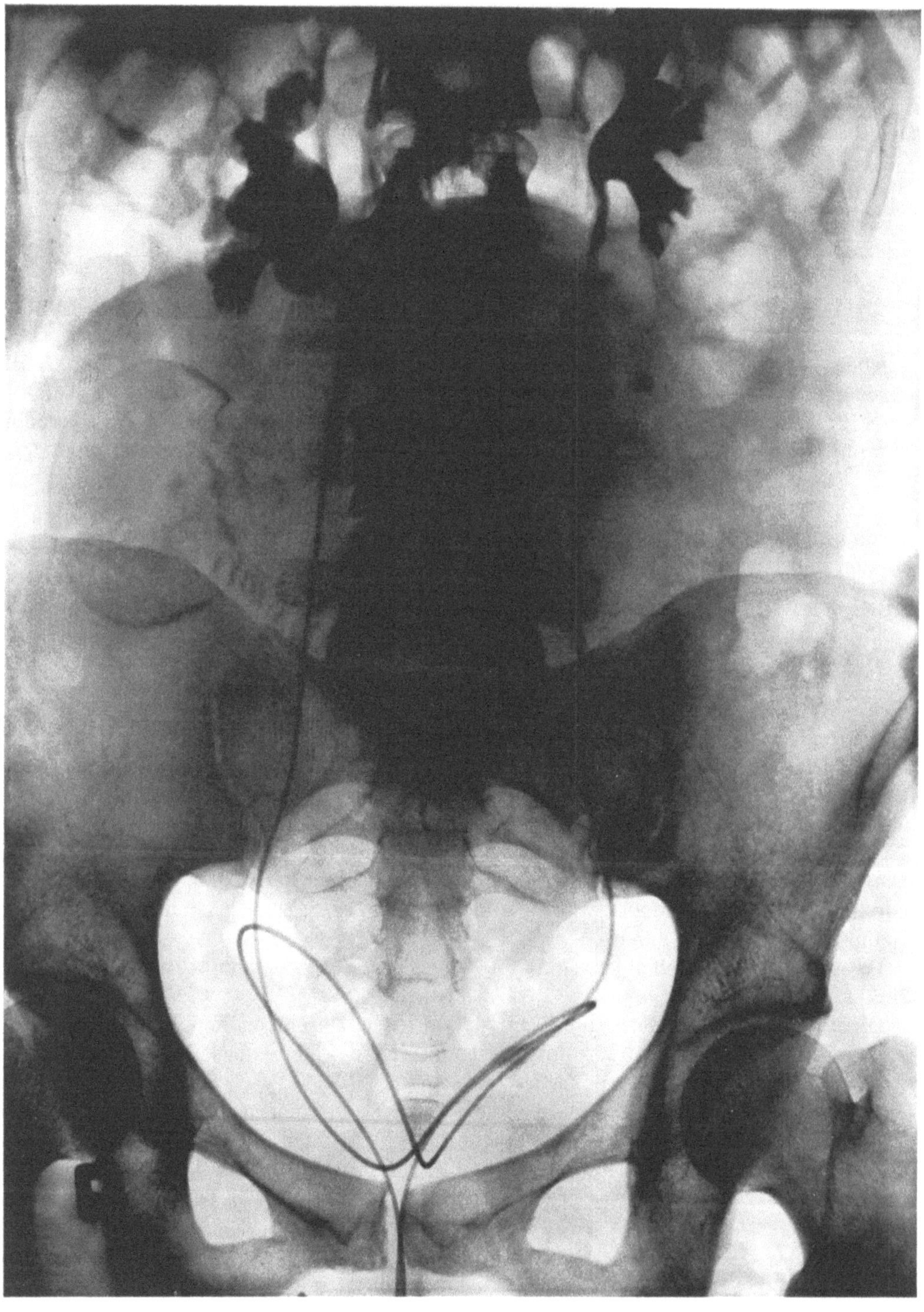

Abb. 7. Pyelitis rechts bei Grav. m. VI. Retrogrades Pyelogramm

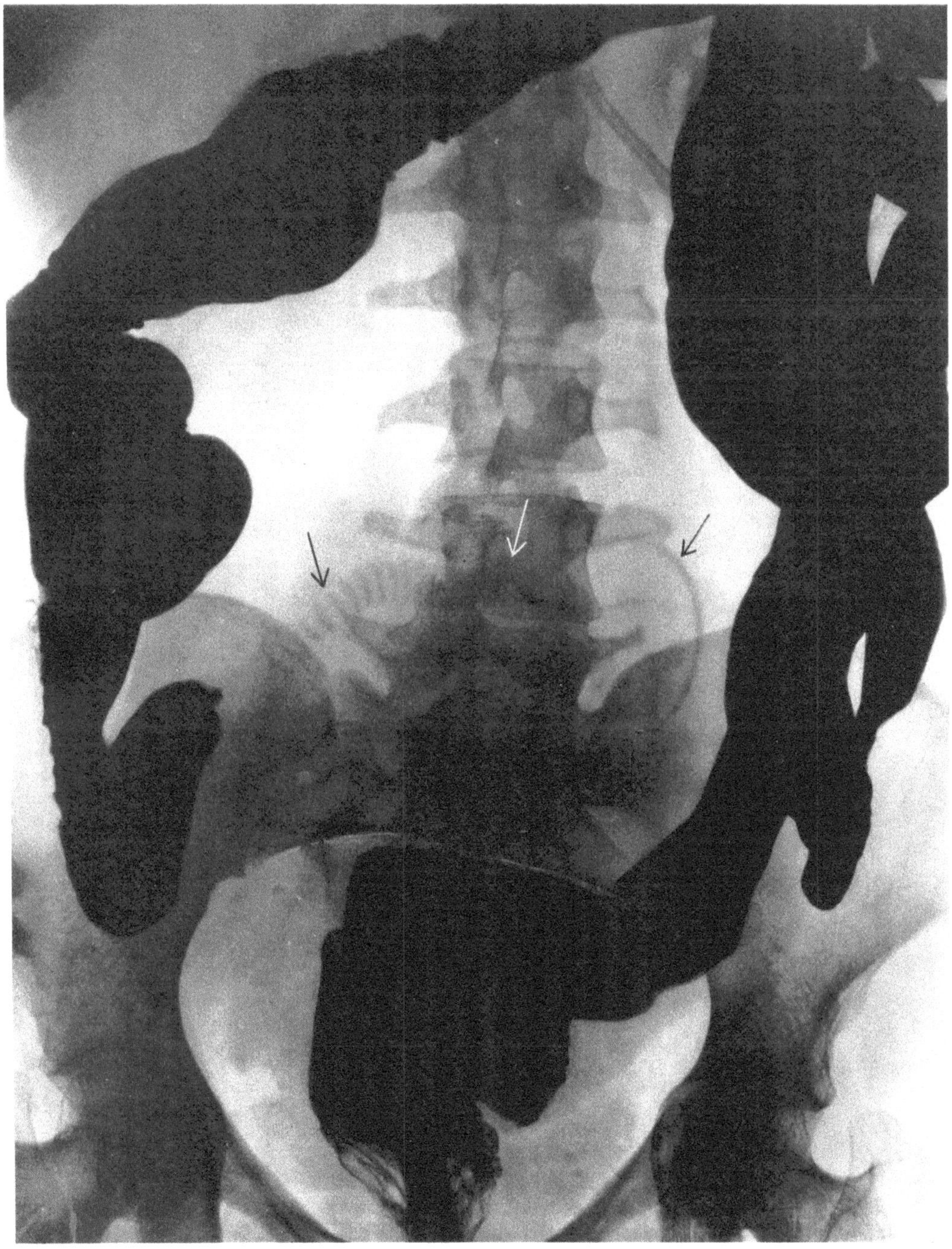

Abb. 8. Hochgradige Darmatonie bei Grav. m. V. Kein Tumor

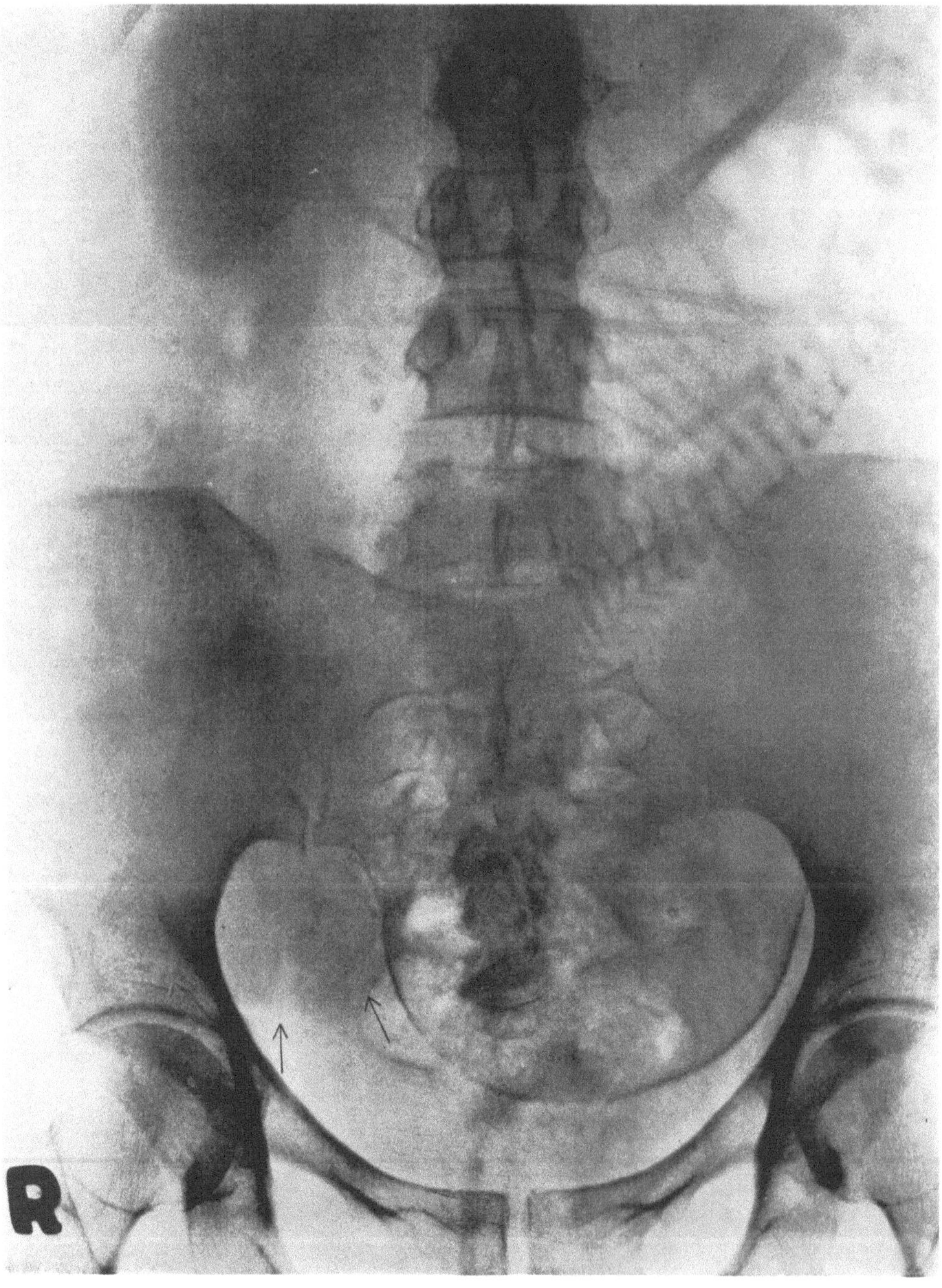

Abb. 9. Vorderhauptslage, Verdrängung des Kopfes durch Tumor

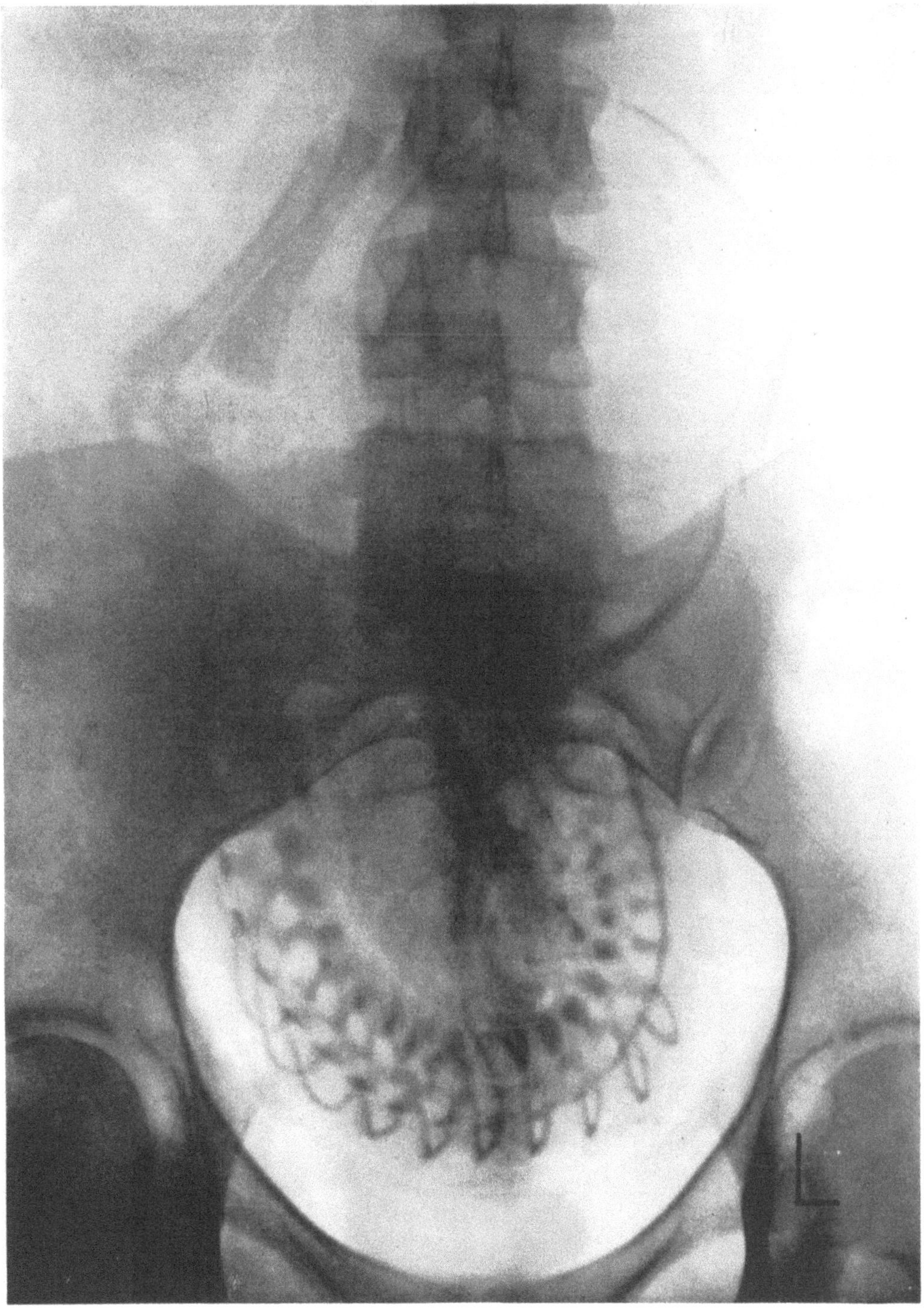

Abb. 10. Intrauteriner Fruchttod

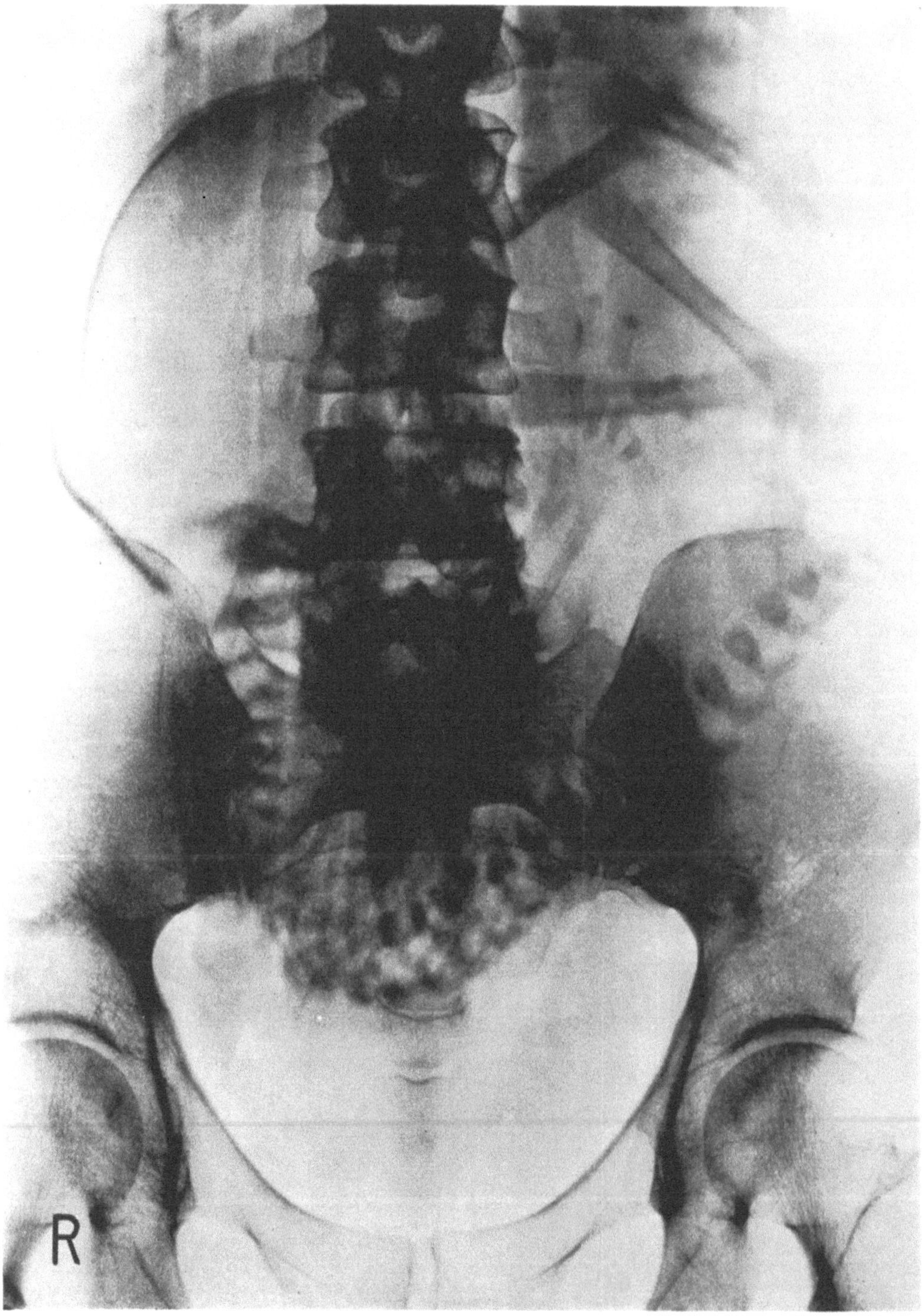

Abb. 11. Intrauteriner Fruchttod

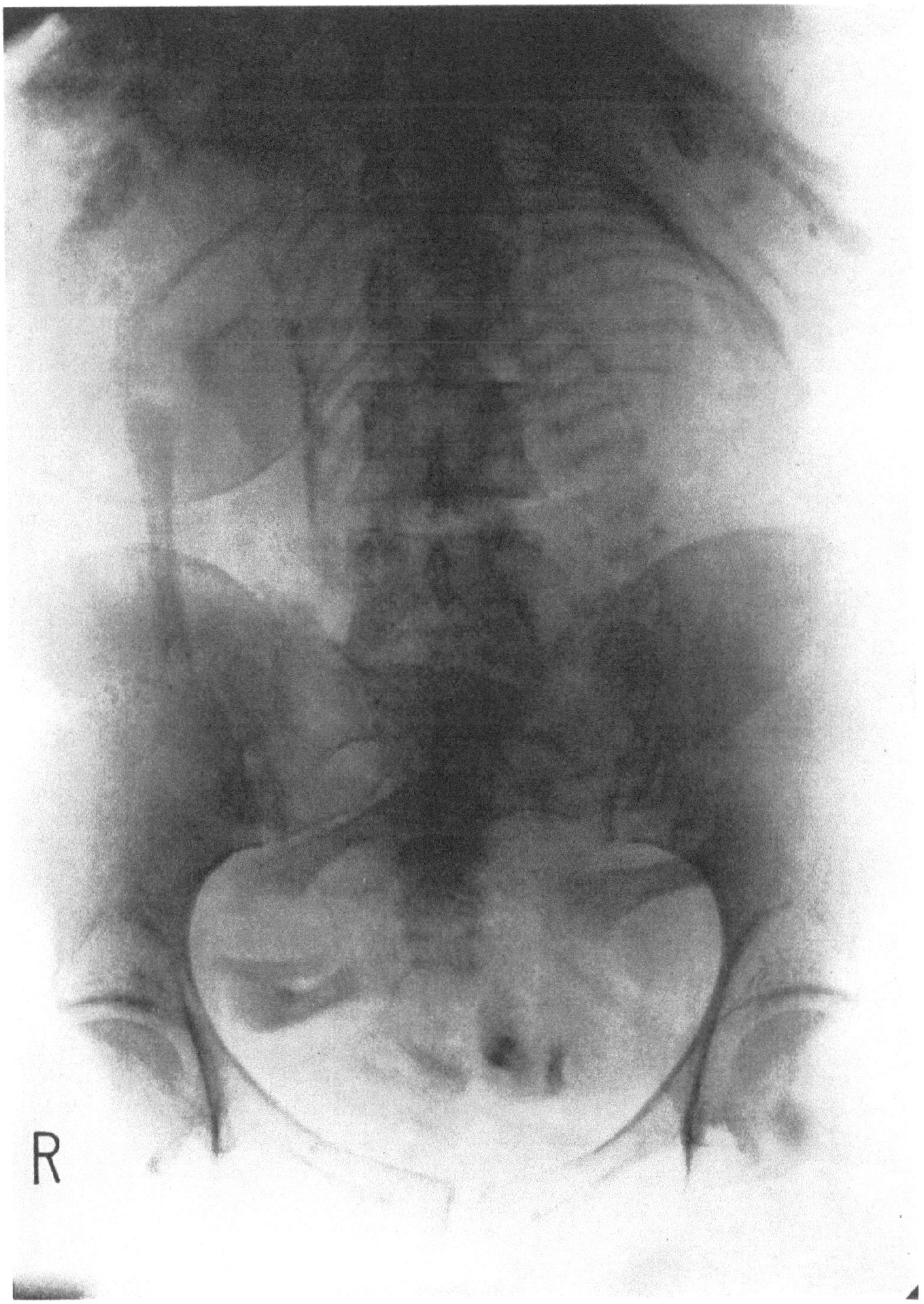

Abb. 12. Abknicken der Halswirbelsäule bei Beckenendlage. Kein Fruchttod, lebendes Kind

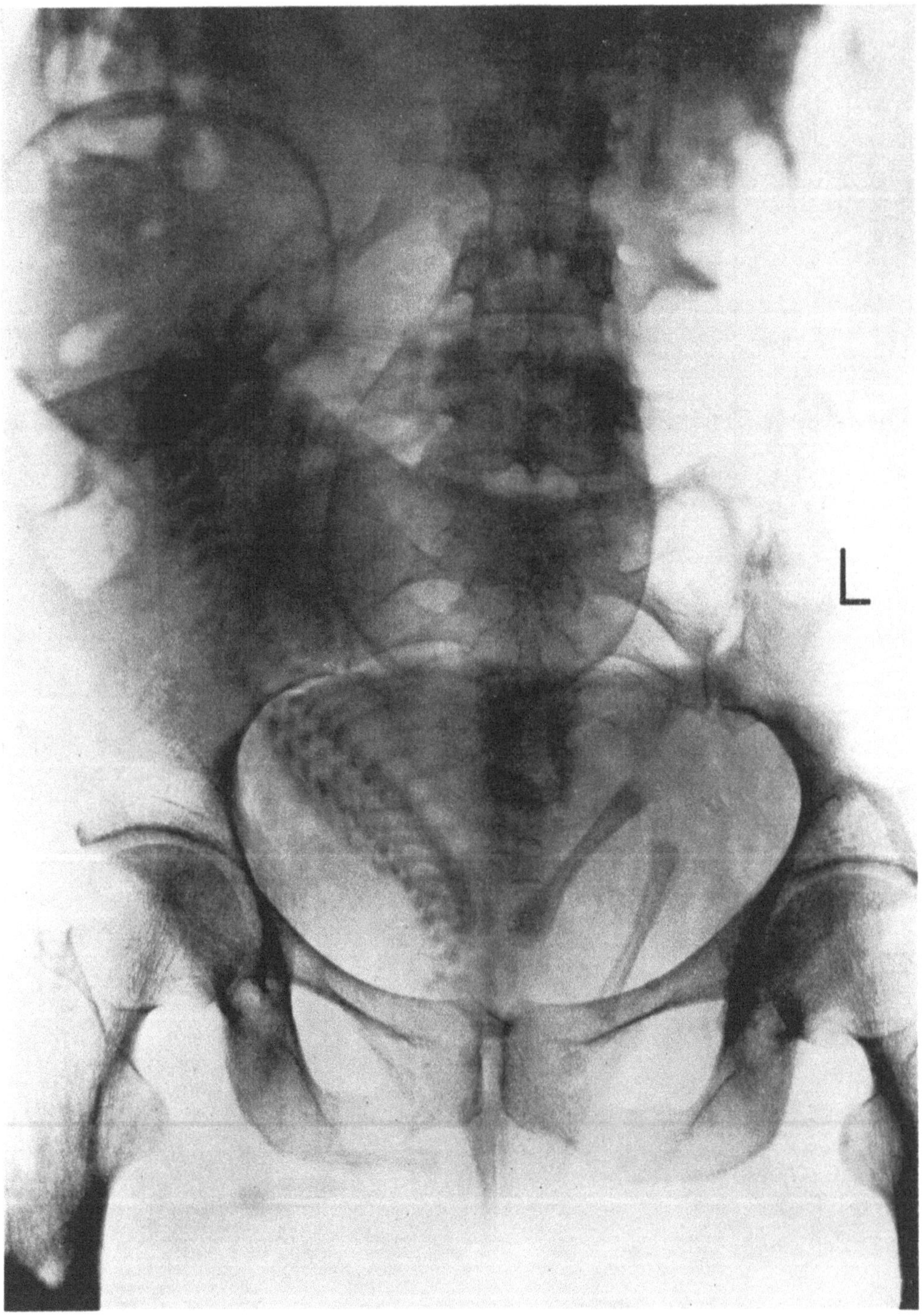

Abb. 13. Zwillingsschwangerschaft

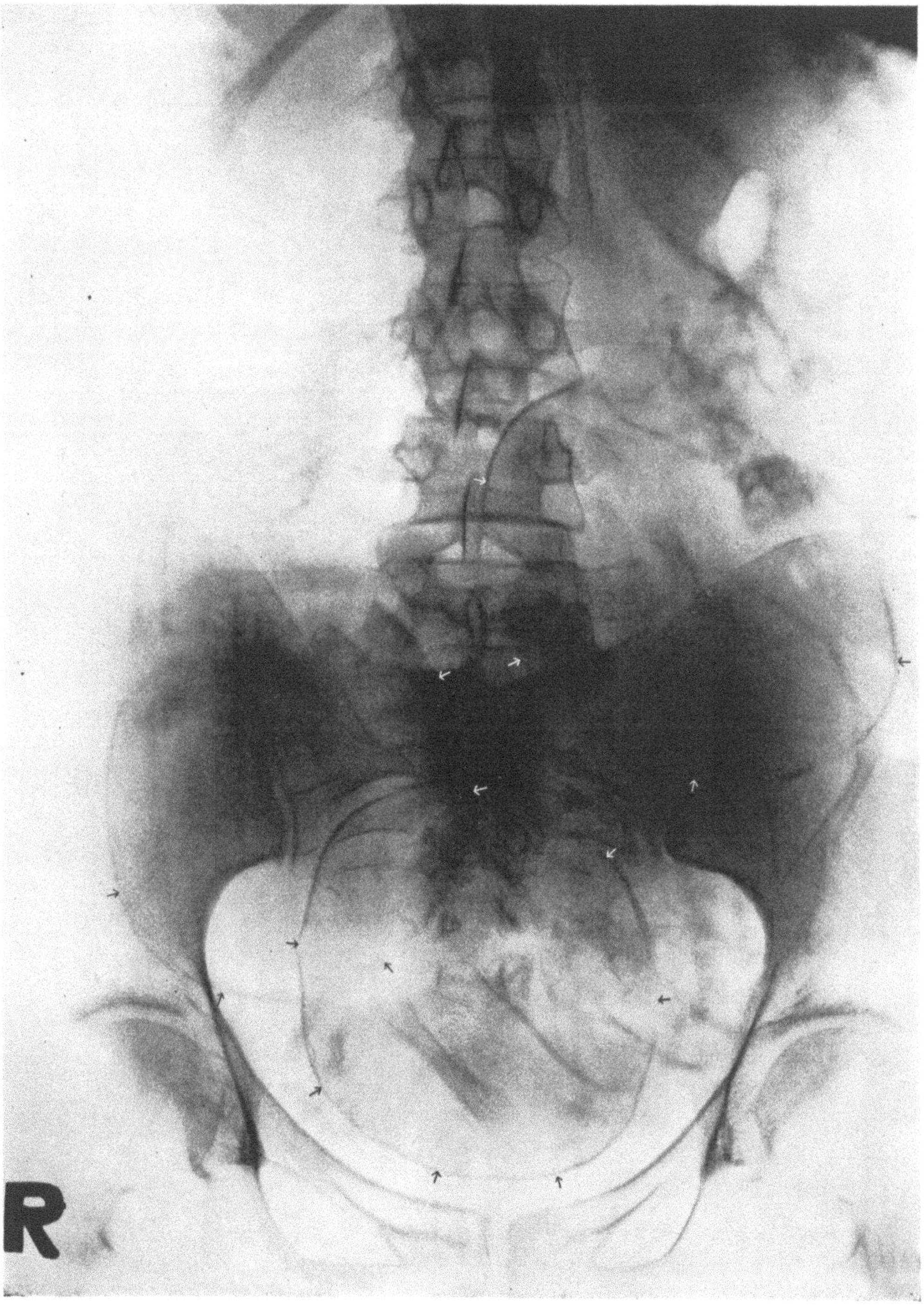

Abb. 14. Drillingsschwangerschaft

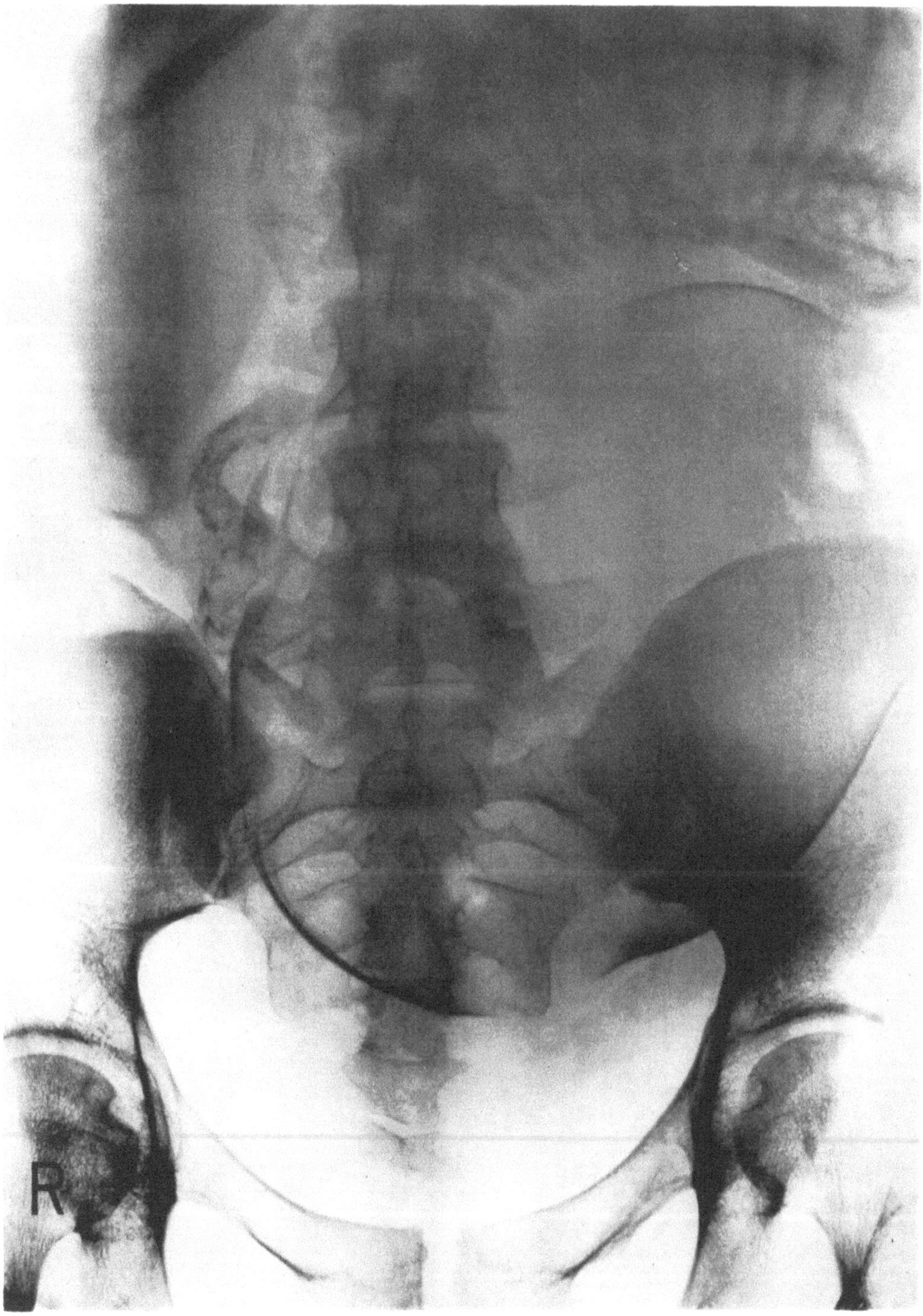

Abb. 15. Hydrocephalus

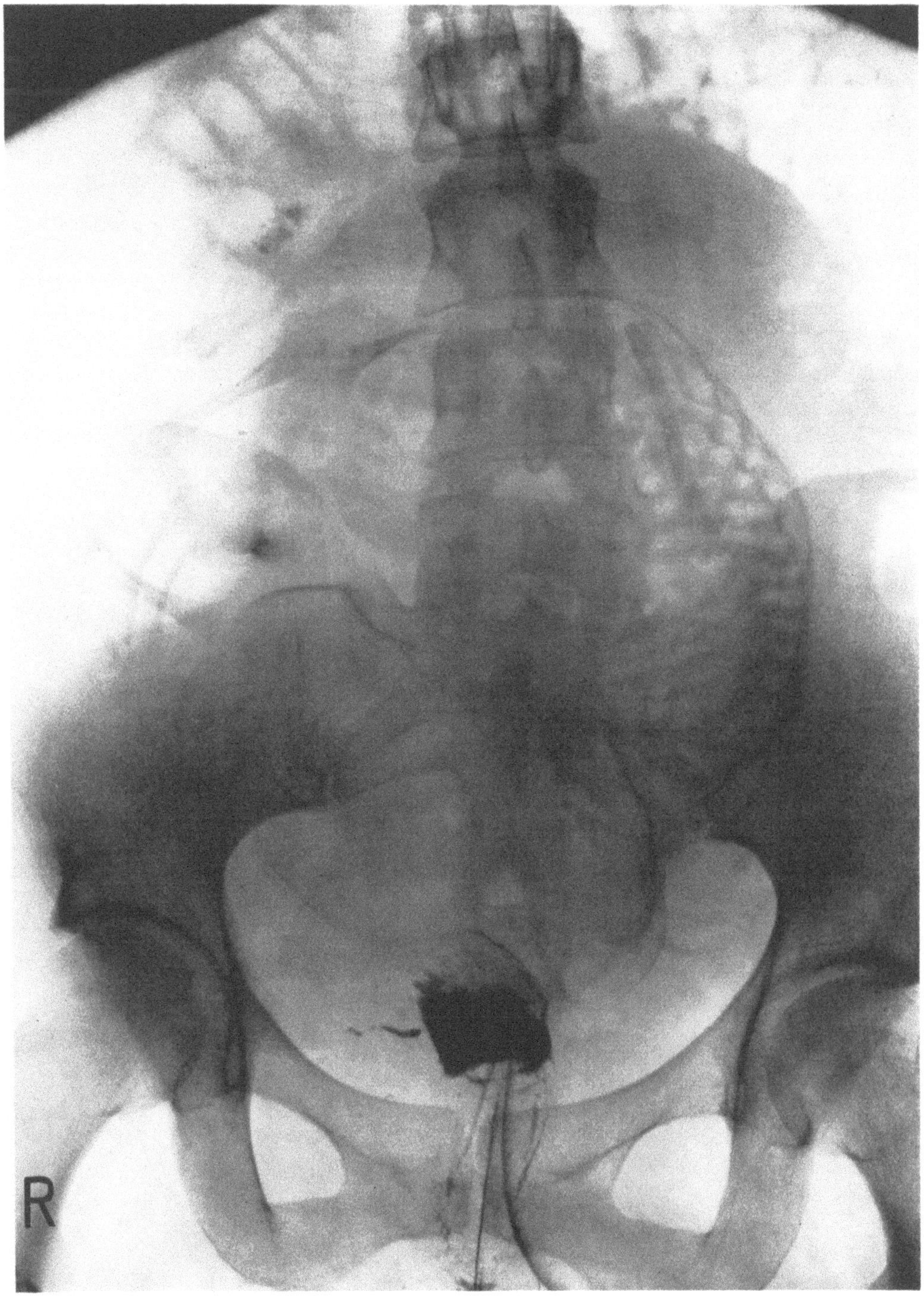

Abb. 16. Ausgetragene Extrauteringravidität. Durch Operation bestätigt

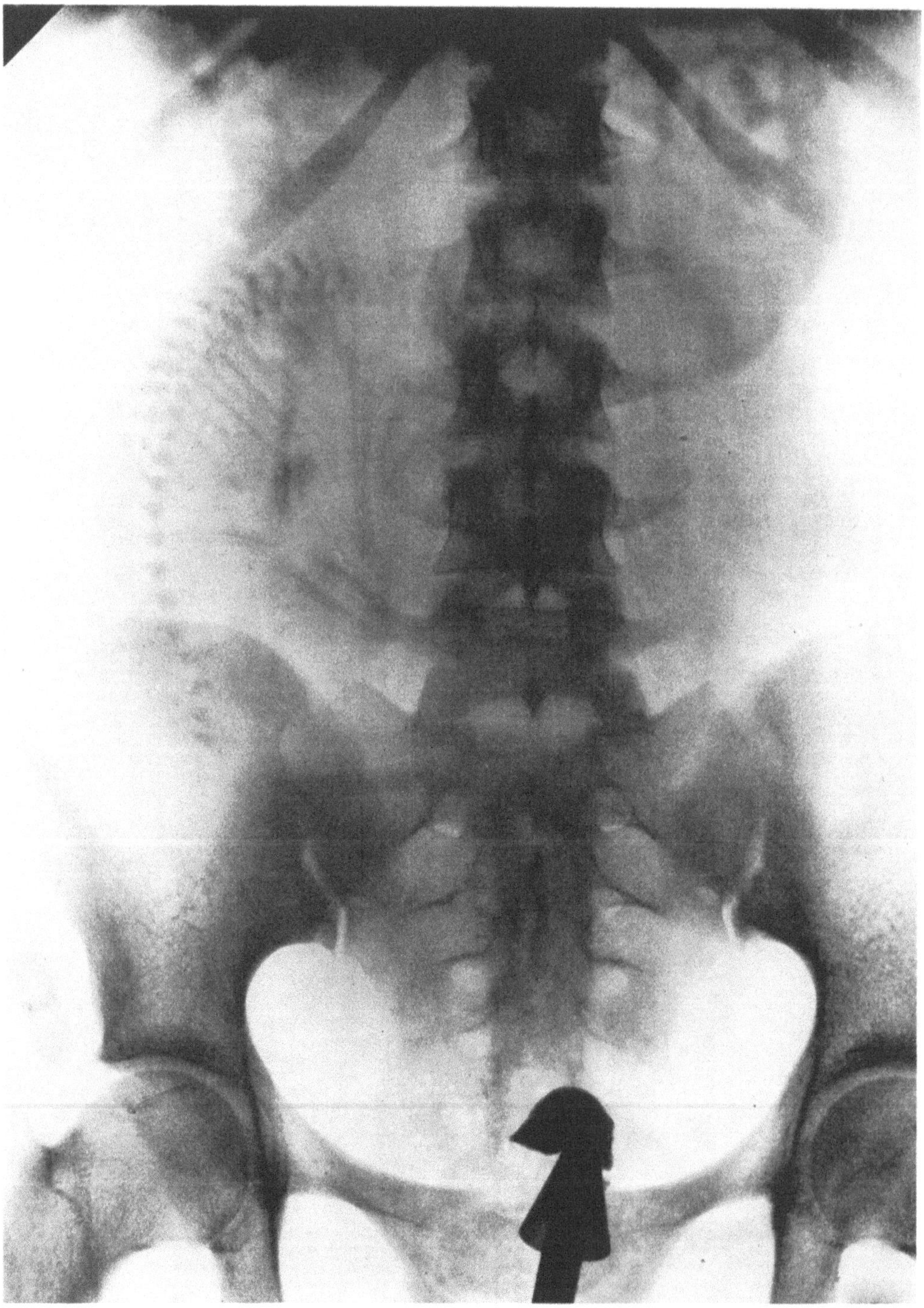

Abb. 17. Extrauteringravidität *nicht* bestätigt

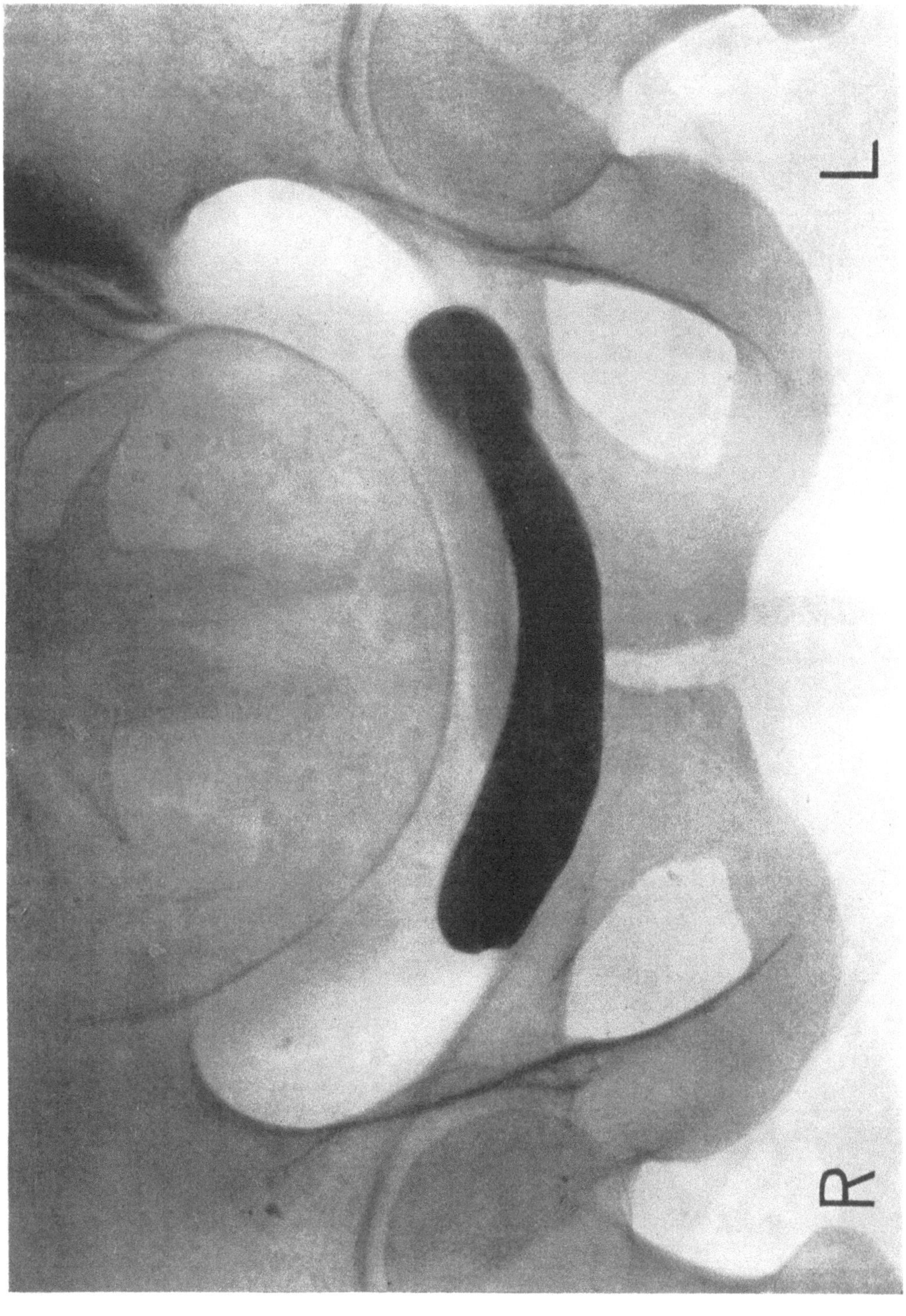

Abb. 18. Placenta praevia. Kontrastfüllung der Blase

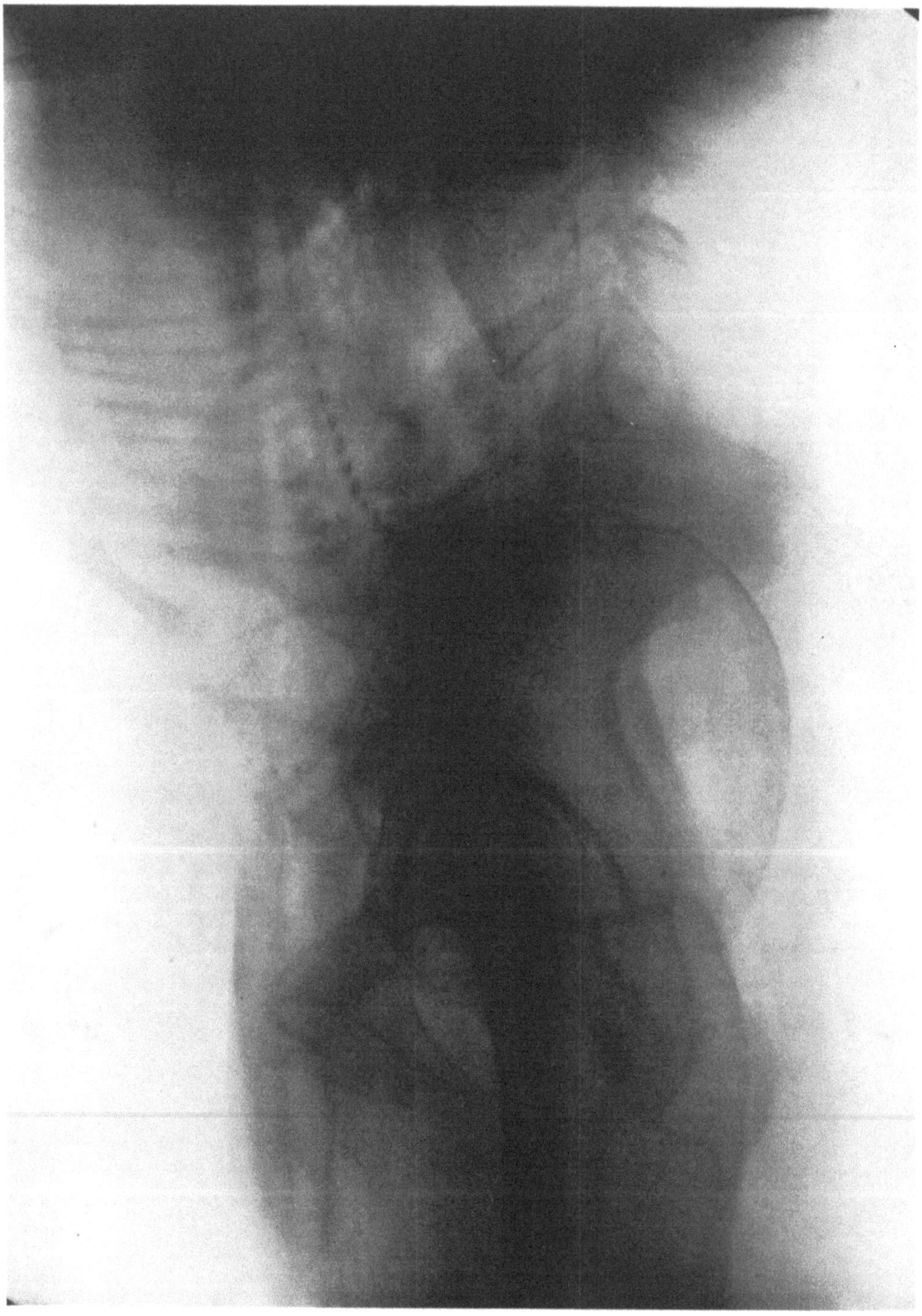

Abb. 19. Vorderhauptslage. Seitliche Aufnahme

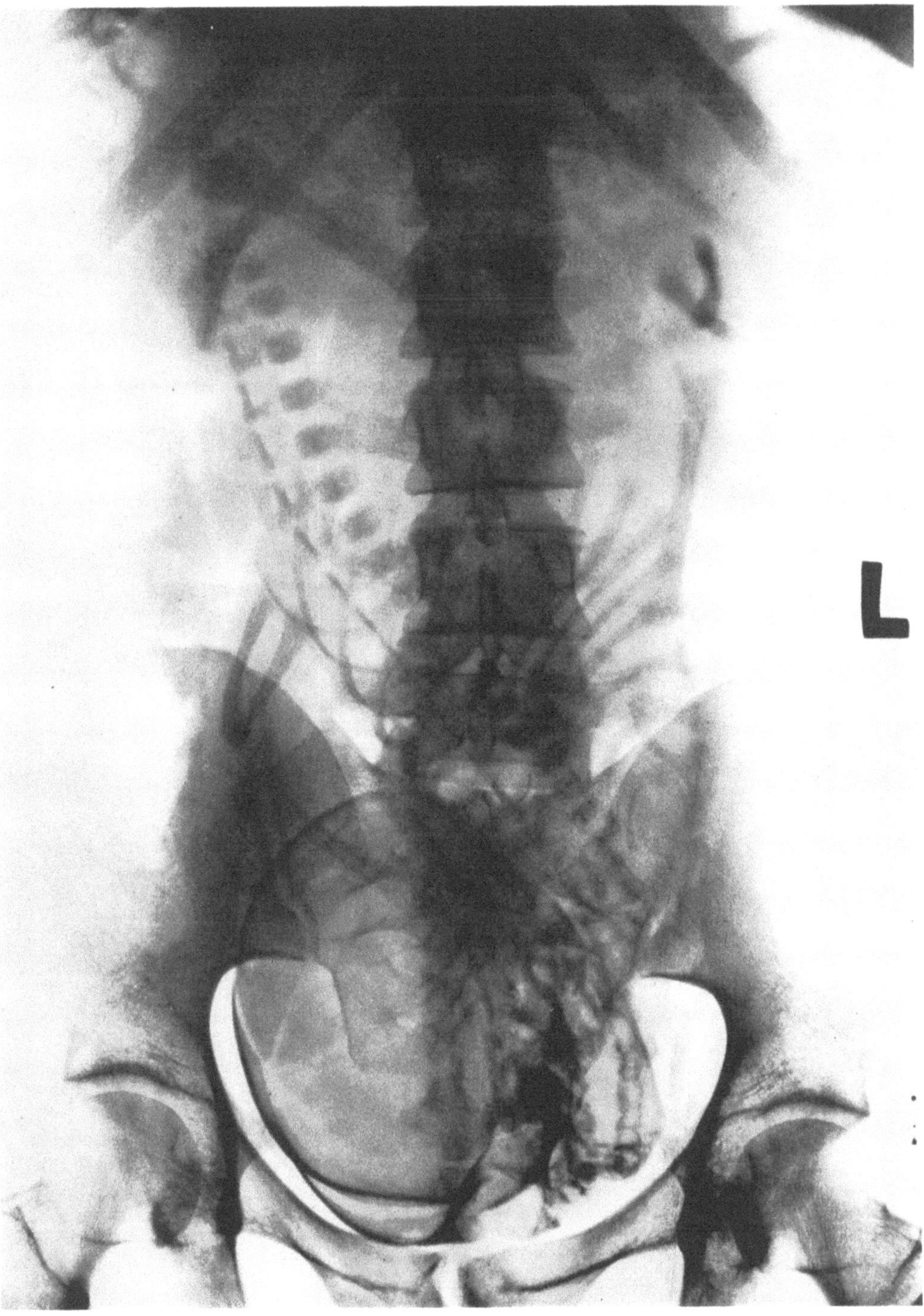

Abb. 20. Gesichtslage. Übersichtsaufnahme

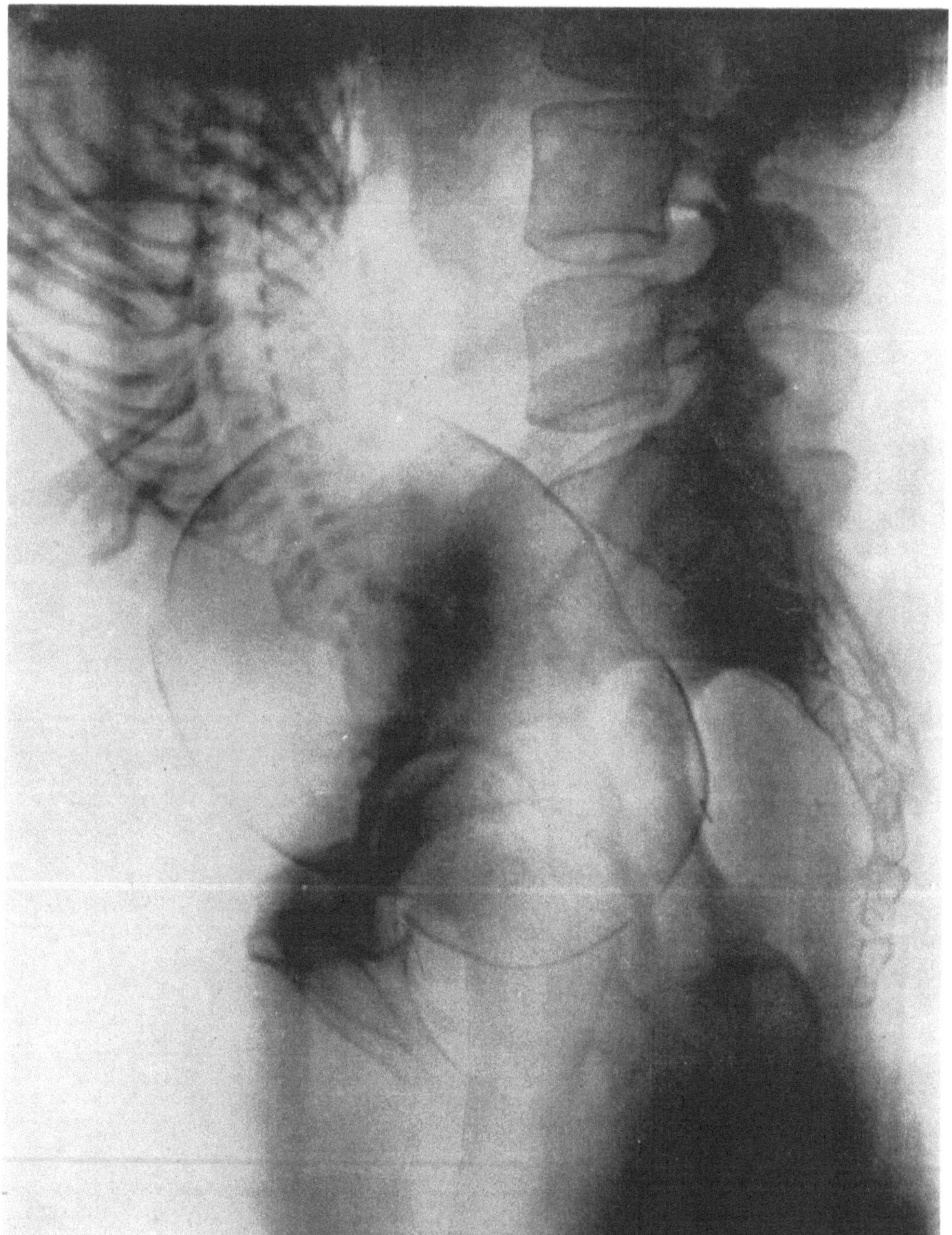

Abb. 21. Gesichtslage. Seitliche Aufnahme

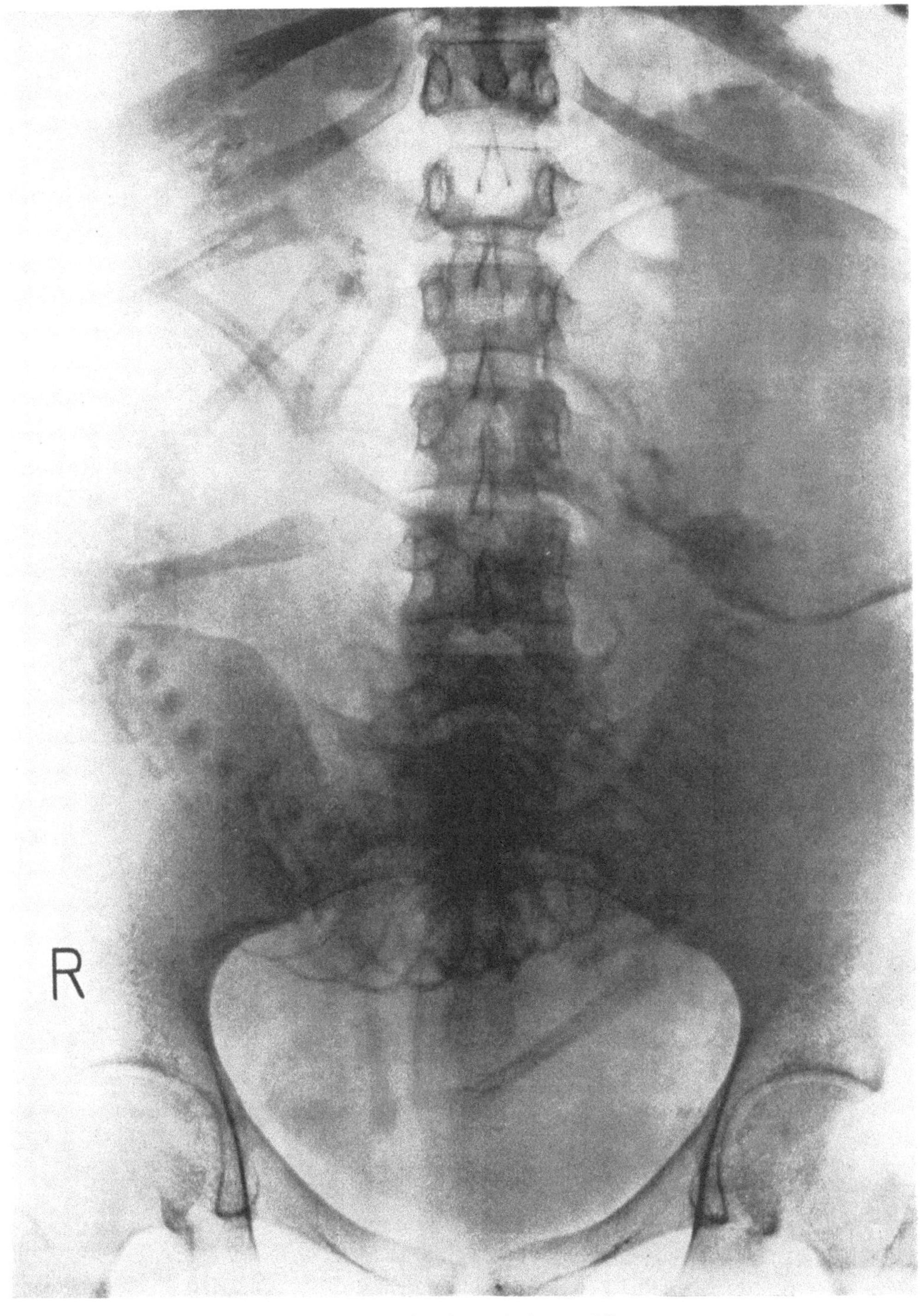

Abb. 22. Querlage mit Armvorfall

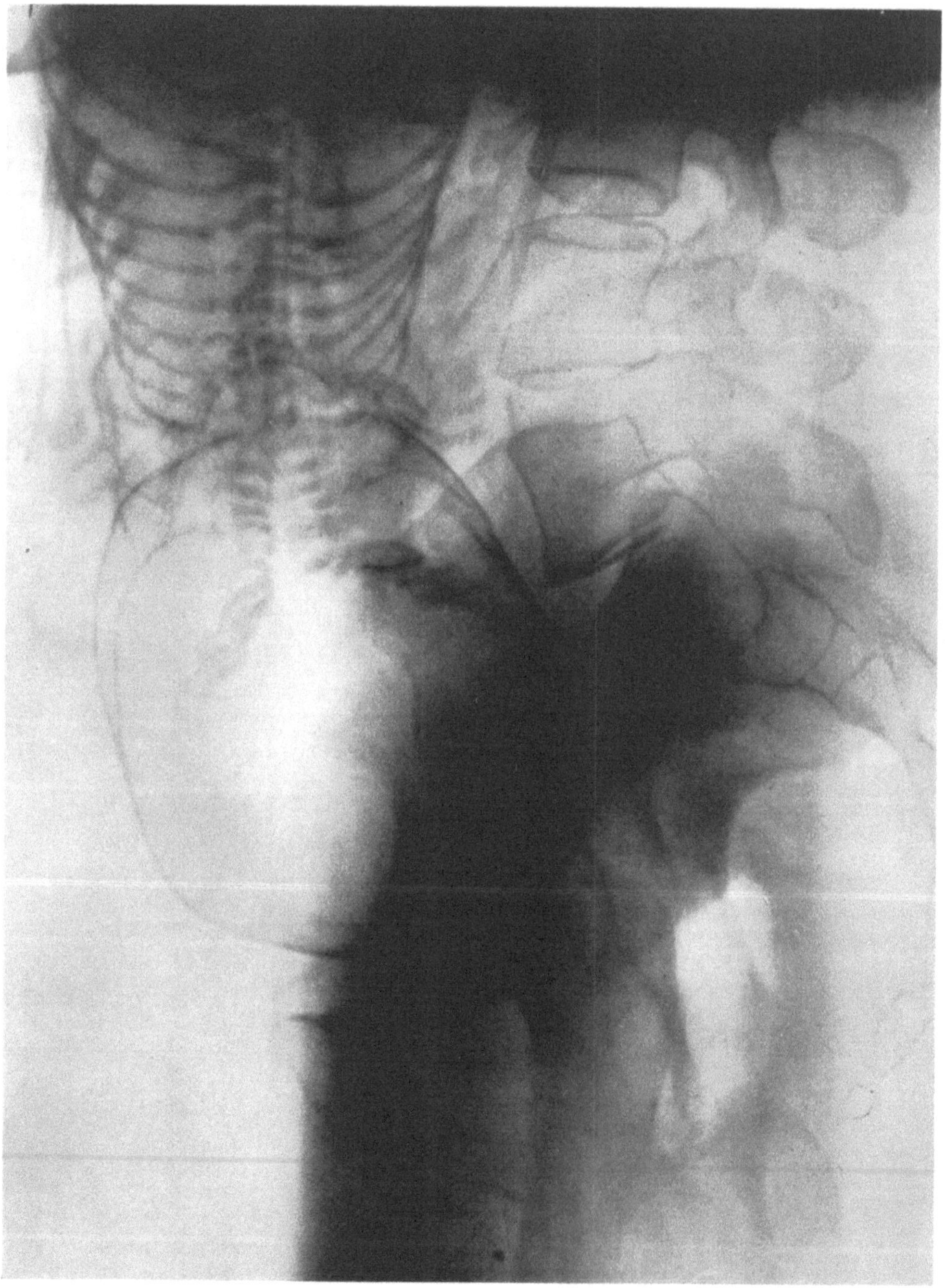

Abb. 23. Mißverhältnis, hintere Scheitelbeineinstellung. C. v. 9,8 cm, bipar. Durchm. 10,0 cm. Spontangeburt, lebendes Kind

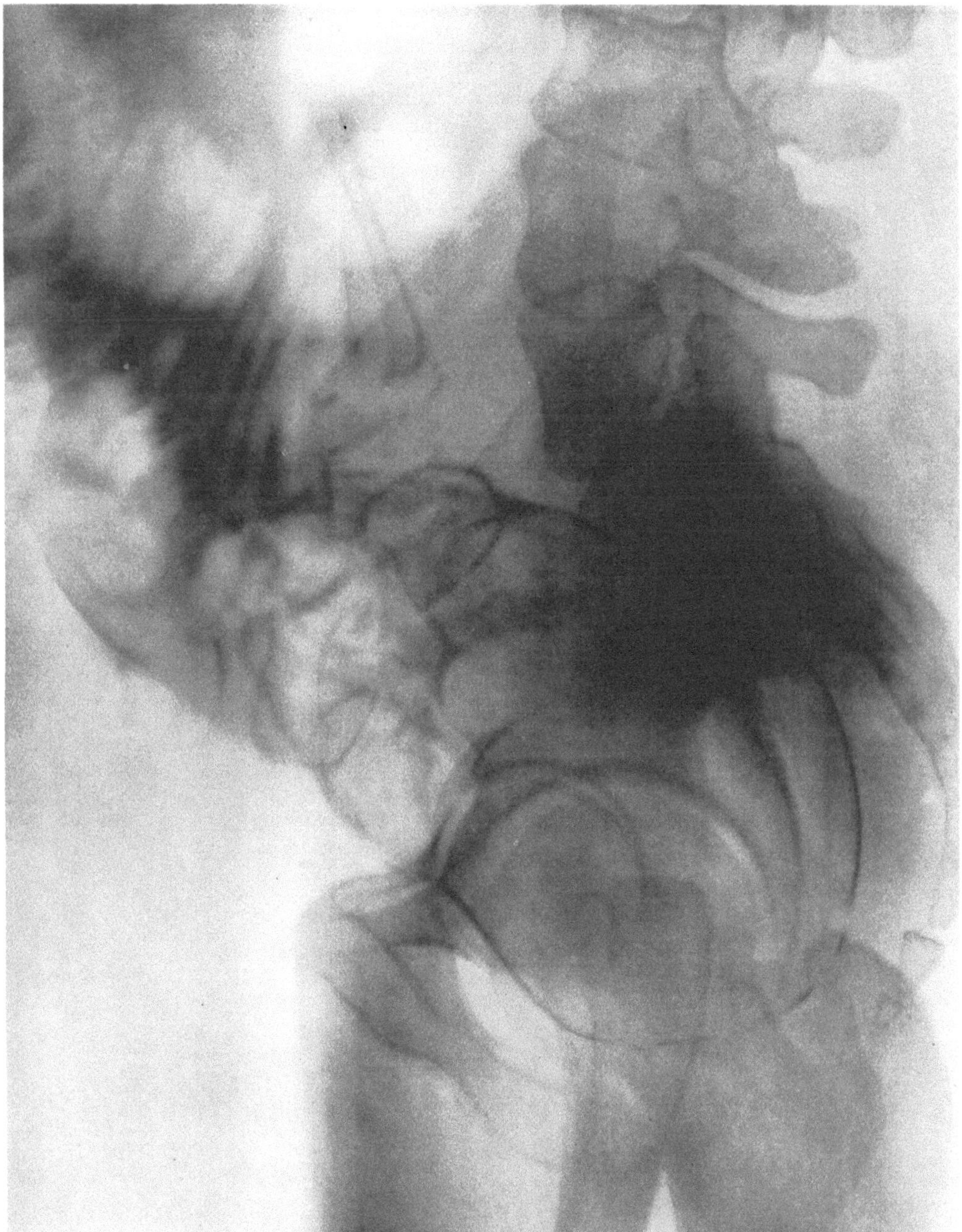

Abb. 24. Mißverhältnis. C. v. 8,5 cm, bipar. Durchm. 10,0 cm. Spontangeburt, lebendes Kind

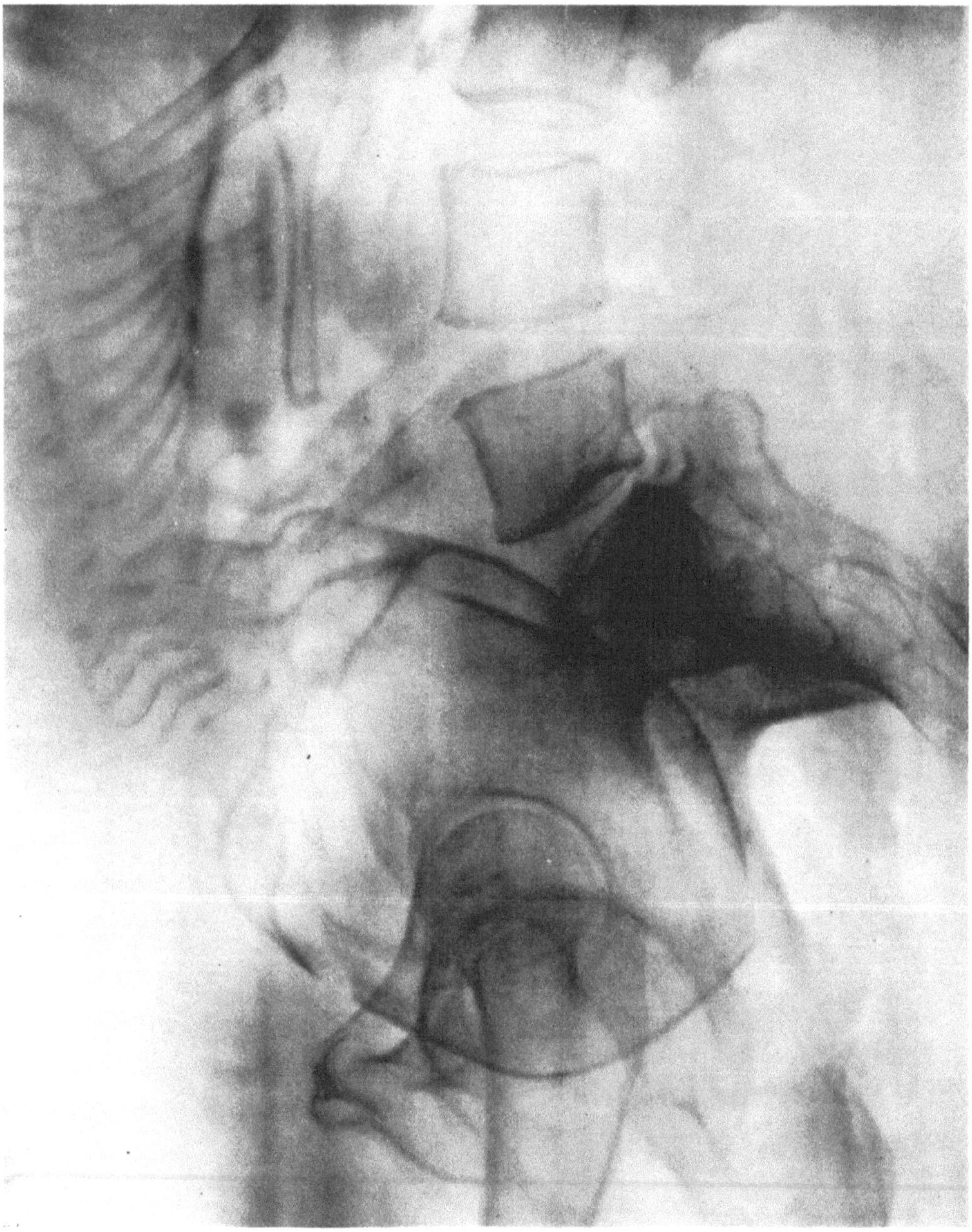

Abb. 25. Mißverhältnis. C. v. 9,1 cm, bipar. Durchm. 9,5 cm. Spontangeburt, Kind †

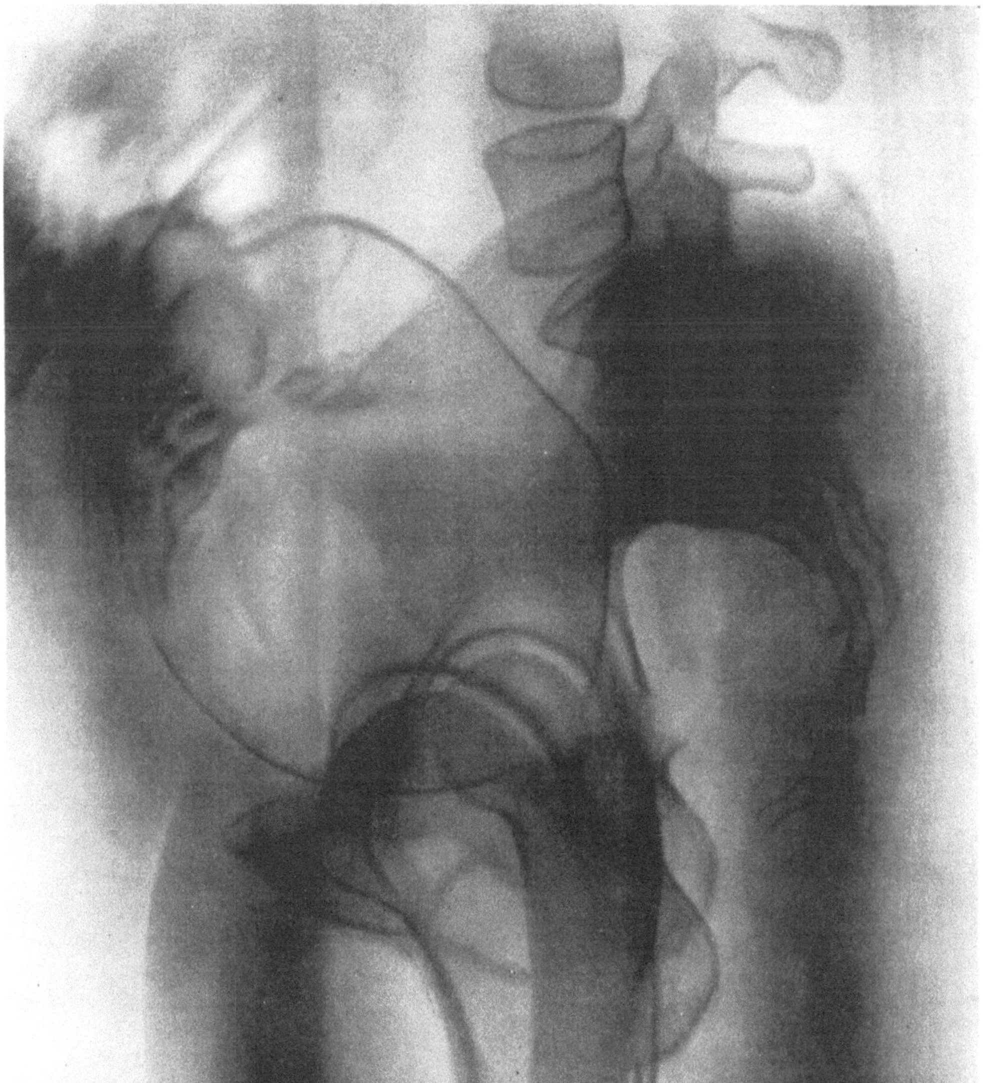

Abb. 26. Kopf fokusnahe abgewichen. Vergrößert verzeichnet

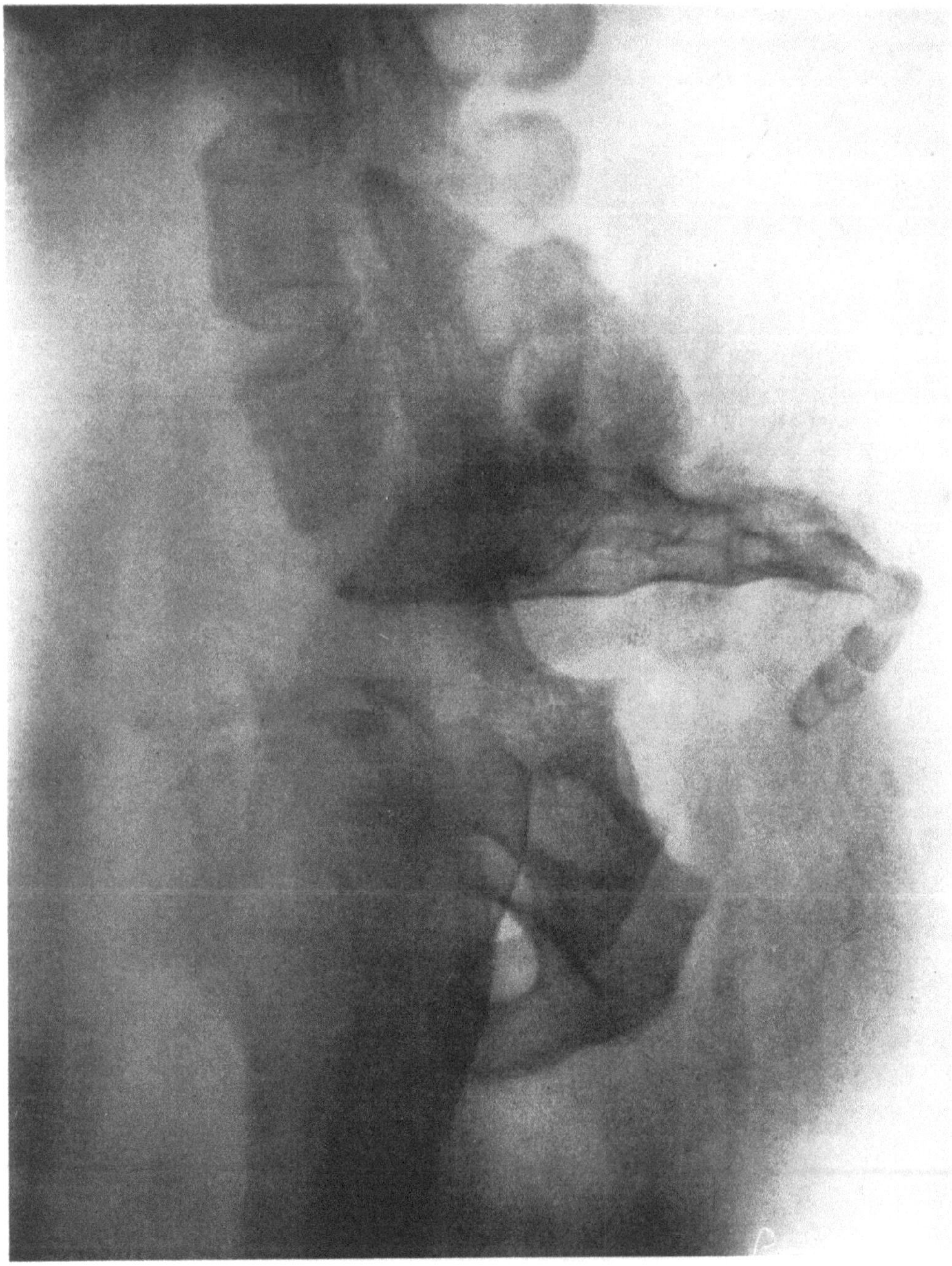

Abb. 27. Extrem plattes Becken, seitliche Aufnahme

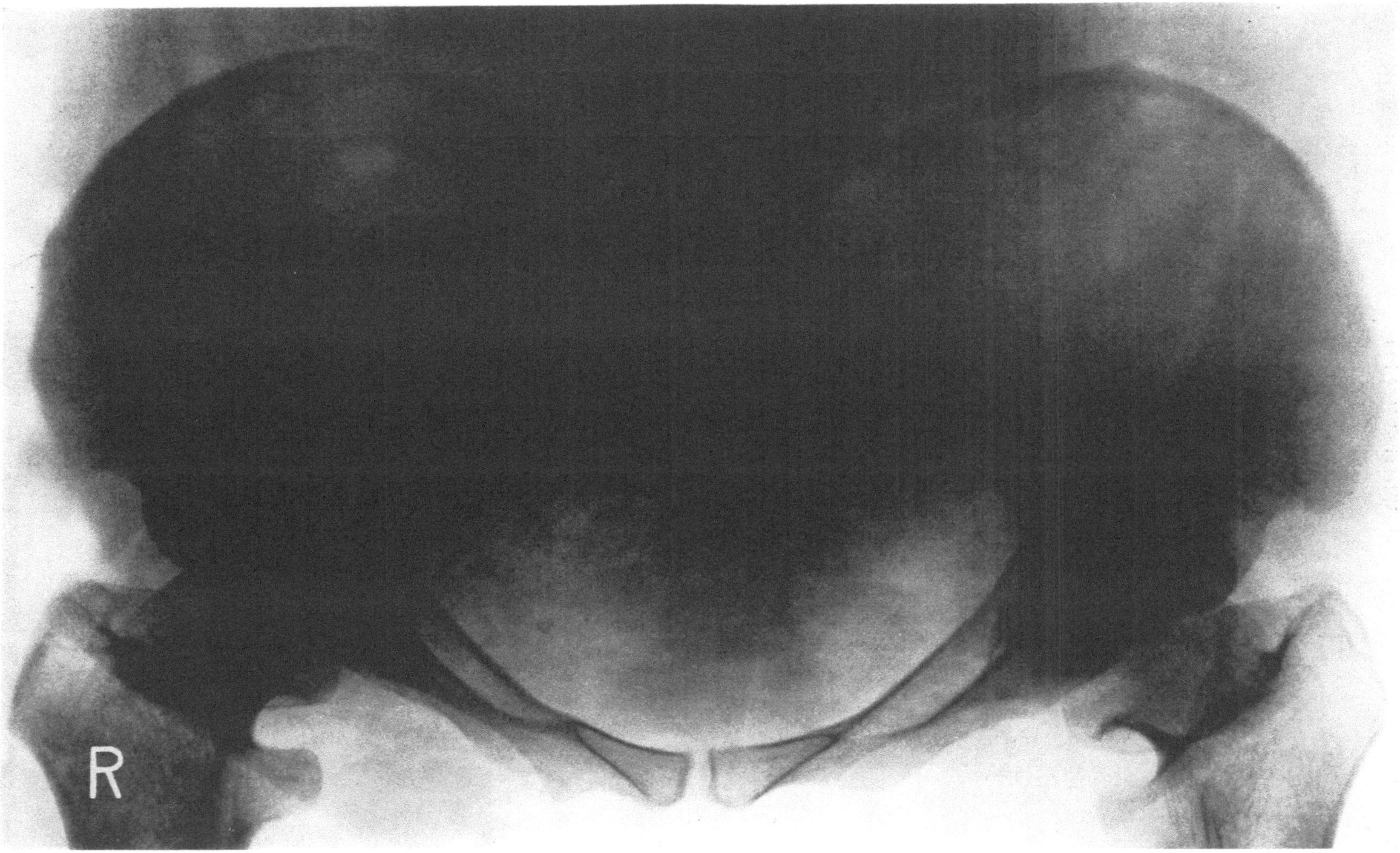

Abb. 28. Extrem plattes Becken. Sitzaufnahme

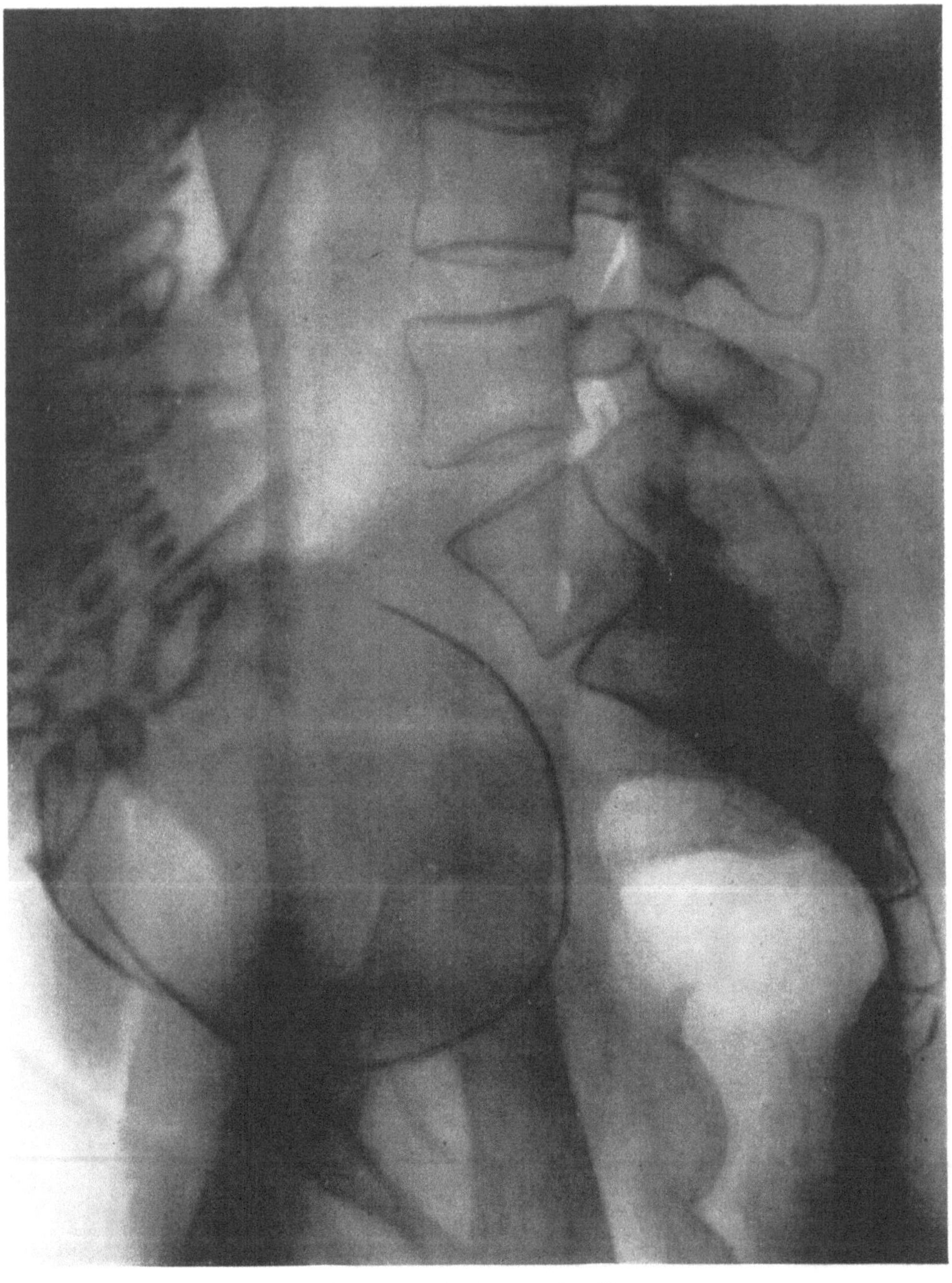

Abb. 29. Assimilationsbecken I°

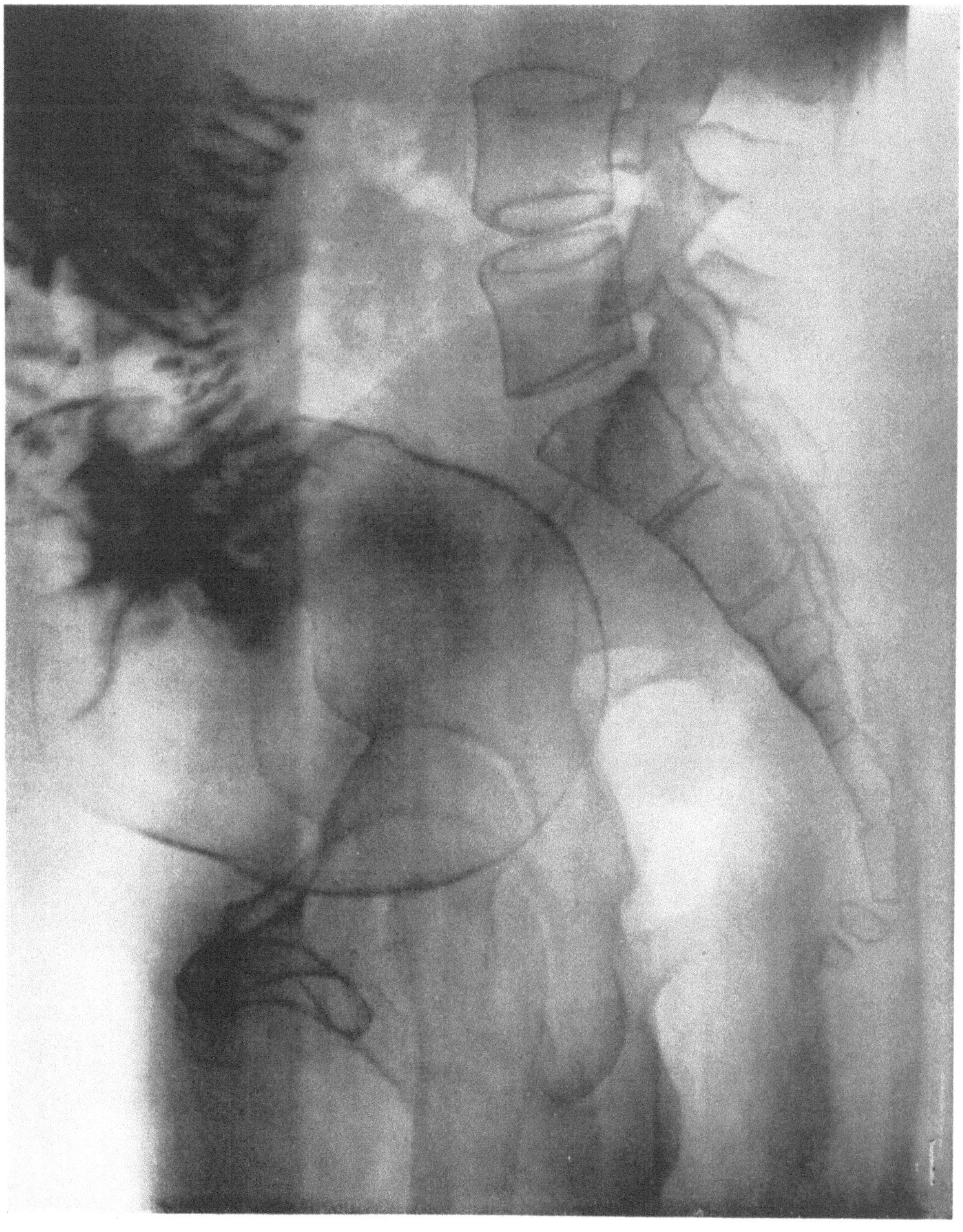

Abb. 30. Assimilation II°

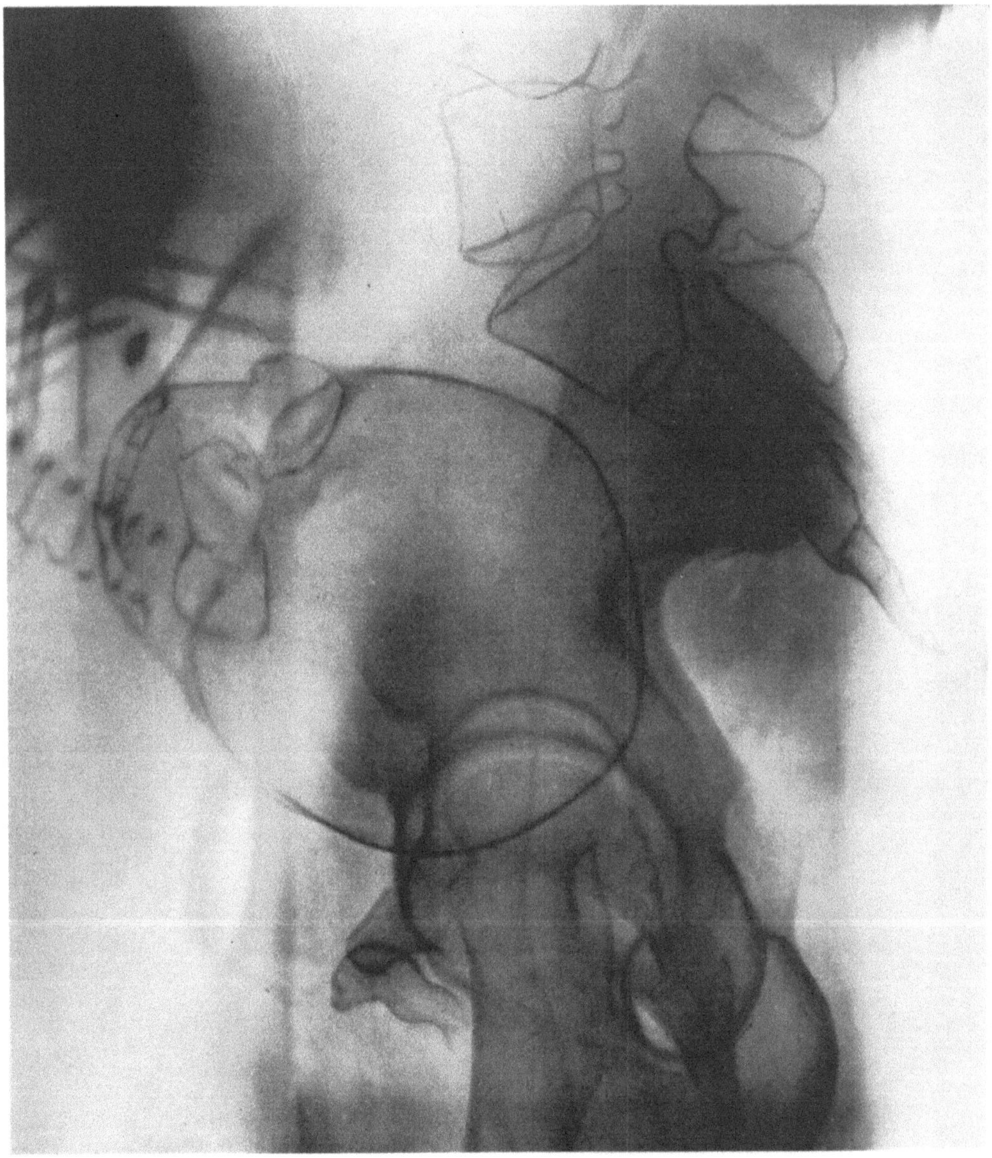

Abb. 31. Assimilation III°

Abb. 28 zeigt dasselbe Becken in Sitzaufnahme.

c) Das schräg verengte Becken: Es handelt sich meist um eine alte tuberkulöse Koxitis. Auf der seitlichen Aufnahme kommt diese Veränderung nicht zur Darstellung. Auch Veränderungen in der Kreuz-Darmbeinfuge führen zu solchen schräg verengten Beckenformen, die auf der seitlichen Aufnahme allein nicht erkannt werden können. Hier ist eine Sitzaufnahme dringend angezeigt.

d) Exostosen am Beckenring und Knochenveränderungen können ebenfalls ein Mißverhältnis bedingen.

e) Schließlich spielen zur Feststellung eines Mißverhältnisses noch die Bauanomalien der Beckenform eine wichtige Rolle:

α) In Form des Assimilationsbeckens (Langes Becken nach Kirchhoff, Kanalbecken). Abb. 29 zeigt eine Assimilation I. Grades, wobei der letzte Lendenwirbel funktionell zum Kreuzbein gehört.

Abb. 30 zeigt eine Assimilation II. Grades. Hier ist der letzte Lendenwirbel auch anatomisch in das Kreuzbein einverleibt. Die Beckenhöhlung ist bei der Assimilation II. Grades vorhanden (Abb. 30), bei der III. Grades (Abb. 31) aufgehoben. Dadurch entsteht die Form des Kanalbeckens.

β) Die vordere Beckenhöhe. Dabei ist es möglich, gewisse Rückschlüsse auf die Beckenform einschließlich ihrer konstitutionellen Abweichung zu ziehen. Sie wird dadurch bestimmt, daß das arithmetische Mittel aus dem Abstand vom oberen Rand der Symphyse zu den beiden Sitzbeinhöckern ermittelt und anschließend mit dem Verzeichnungsfaktor korrigiert wird (Abb. 32).

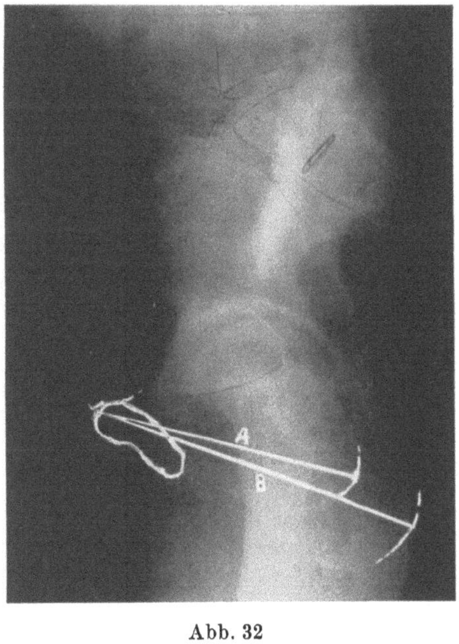

Abb. 32

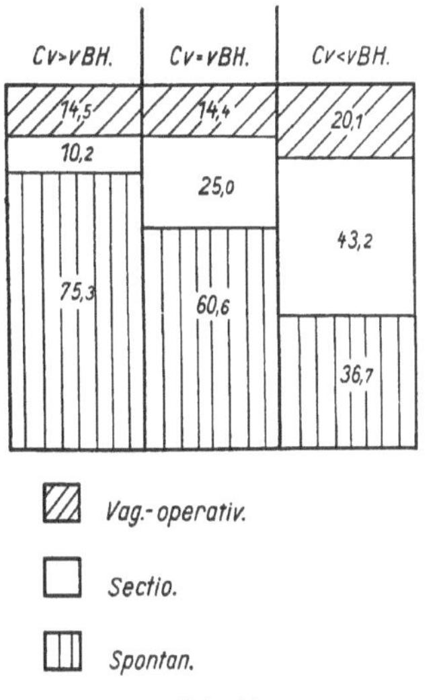

Abb. 33

Dabei zeigt sich, daß die Geburtsprognose dann günstig ist, wenn die Conjugata vera größer ist als die vordere Beckenhöhe (Abb. 33), umgekehrt die Zahl der operativ beendeten Geburten dann besonders hoch ist, wenn die vordere Beckenhöhe größer ist als die Conjugata vera. Es handelt sich bei diesen Formen vorwiegend um der männlichen Form des Beckens genäherte konstitutionelle Abweichungen.

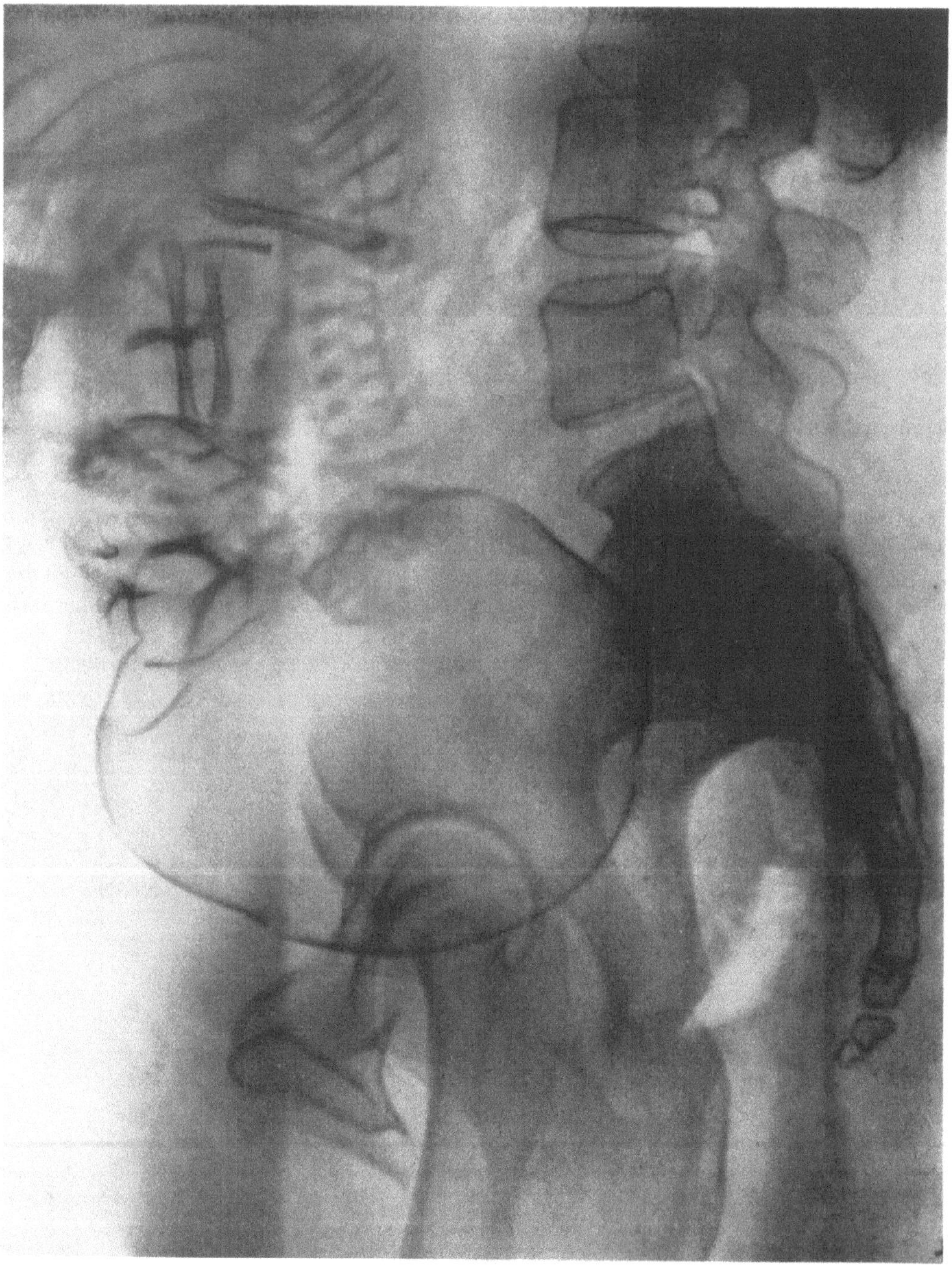

Abb. 34. Trichterbecken mit hohem Gradstand

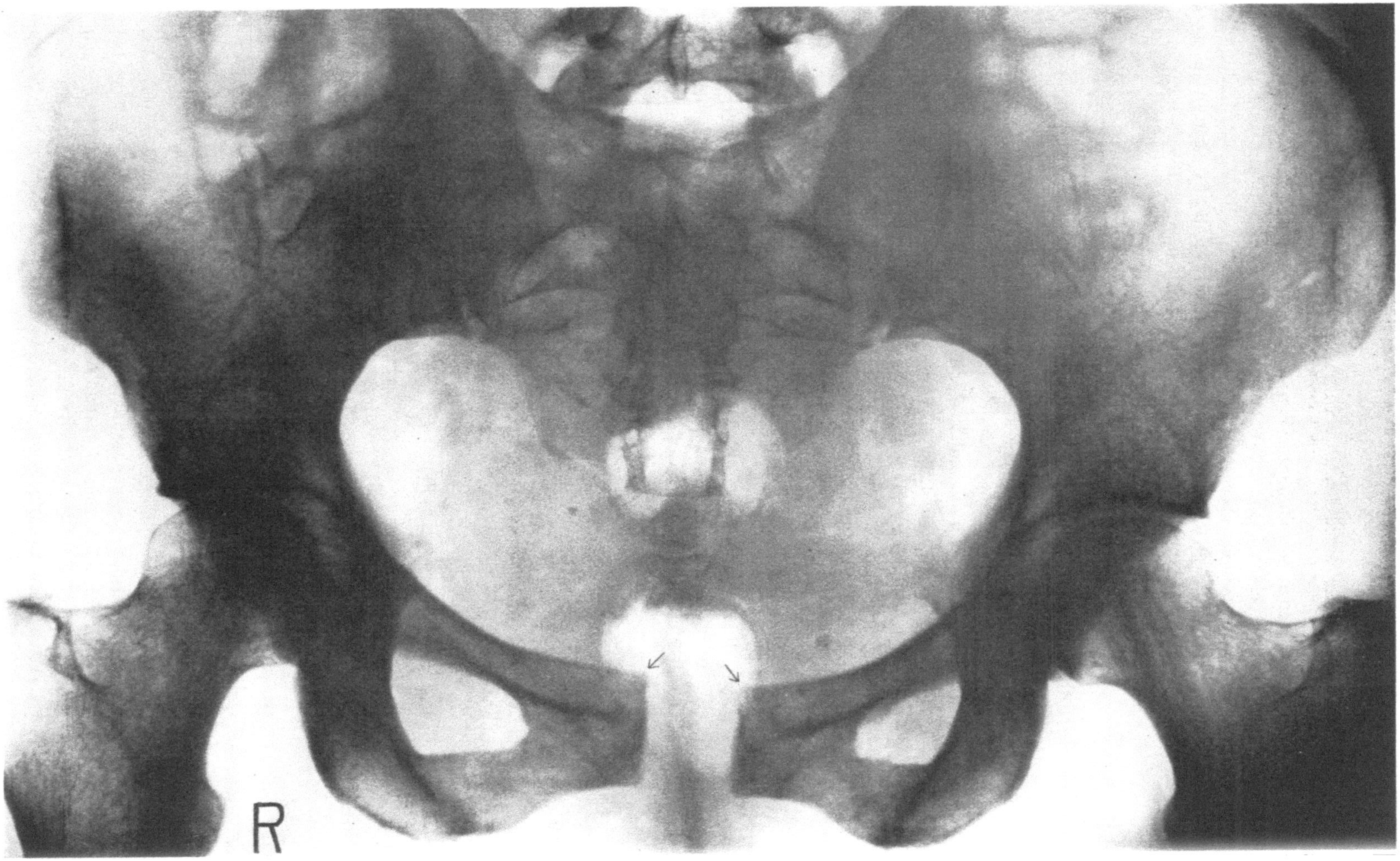

Abb. 35. Symphysendehnung nach Entbindung

γ) Die Trichterform des Beckens. Dabei finden wir (Abb. 34) den Beckenausgang besonders verengt.

3. Mit der geburtshilflichen Röntgendiagnostik unter der Geburt sind ferner geburtsmechanische Fragen zu klären, z. B. ein evtl. Lagewechsel sowie Stand und Dehnbarkeit der Portio u. ä., und schließlich ist es möglich, mit Hilfe von Röntgenaufnahmen unter der Geburt eine Kontrolle über die geburtshilflichen Maßnahmen zu erhalten, wie z. B. über die Lage eines Kranioklasten oder die Lage einer Kopfschwartenzange.

C. IM WOCHENBETT

Im Wochenbett sind vor allem Symphysenschäden der Mutter in Form von Symphysendehnungen nachweisbar (Abb. 35).

Symphysenrupturen zeichnen sich dadurch aus, daß aus dem Symphysenknochen Teile ausgesprengt werden und in der Dehiszenz nachweisbar sind.

Veränderungen am Kind fallen vorwiegend in das Gebiet der pädiatrischen Röntgendiagnostik, sie sollen deshalb hier nur Erwähnung finden:

a) Feststellung von Geburtsverletzungen;
b) Feststellung von inneren Mißbildungen;
c) Feststellung von luetischen Veränderungen der kindlichen Knochen.

III. Die geburtshilfliche Röntgendiagnostik und die Geburtsprognose

Die geburtshilfliche Röntgendiagnostik und die Geburtsprognose läßt sich relativ rasch abhandeln. Wie oben bereits erwähnt, kann man sagen, daß bei den seitlichen Auf-

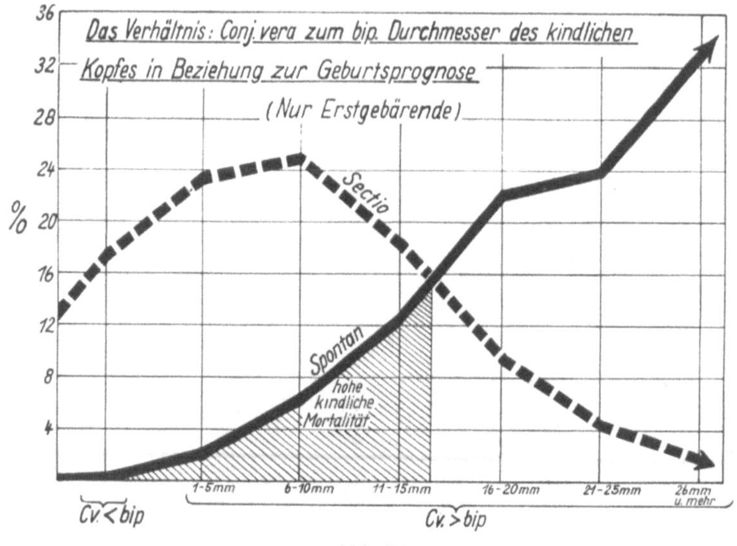

Abb. 36

nahmen die Differenz zwischen Conjugata vera und dem biparietalen Durchmesser des Kindes mindestens 1,5 cm bei der Erstgebärenden (Abb. 36) und mindestens 1 cm bei der Mehrgebärenden (Abb. 37) betragen soll, damit eine glatte Spontangeburt möglich ist. Ist die Differenz geringer als 1,5 cm, so ist die kindliche Mortalität um ein vielfaches gegenüber der Norm erhöht. Die eben gezeigten Bilder, wo trotz des größeren biparietalen Durchmessers gegenüber der Conjugata vera noch Spontangeburten möglich gewesen sind, müssen zu den Ausnahmen gezählt werden.

Neben diesem Feststellen oder Ausschließen eines Mißverhältnisses stellt aber auch das „weite" Becken eine gewisse Gefahr dar, da dadurch Einstellungsanomalien und andere Regelwidrigkeiten bedingt sein können.

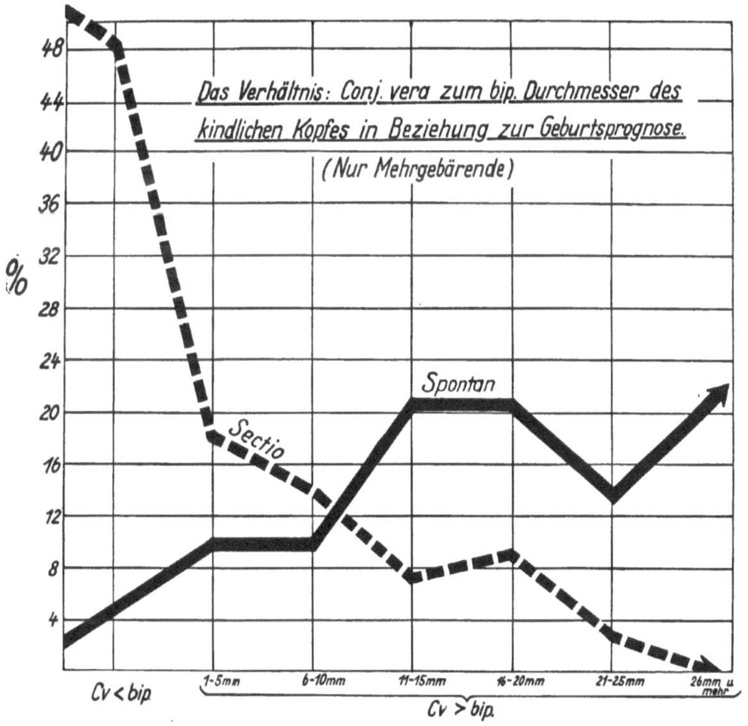

Abb. 37

IV. Gefahren und Schäden

Was die Gefahren und Schäden anlangt, so können dabei nur bindende Schlüsse gezogen werden, wenn einmal die Strahlentoleranz, zum anderen die Strahlenbelastung bei der geburtshilflichen Röntgendiagnostik bekannt sind. Eine Toleranzgrenze für die Frucht kann nicht angegeben werden. Untersuchungen, die vor allem an Fliegeneiern (Drosophila melanogaster) durchgeführt worden sind, sind nicht ohne weiteres auf den Menschen übertragbar. Wenn auch eine absolute Toleranzgrenze nicht festgestellt werden kann, so scheint es jedoch sicher zu sein, daß die Frucht um so strahlenempfindlicher ist, je jünger sie ist. Man wird also besonders zurückhaltend mit röntgendiagnostischen Maßnahmen bei jungen Graviditäten sein müssen. Das gilt sowohl für die eigentliche geburtshilfliche Röntgendiagnostik wie für alle übrigen Röntgenuntersuchungen während der Schwangerschaft.

Zu dem zweiten Punkt, nämlich der Strahlenbelastung bei der geburtshilflichen Röntgendiagnostik, können wir sichere Aussagen machen. Anhand zahlreicher Messungen mit Ionisationskammern im Darm der Schwangeren konnten wir feststellen, daß die Strahlenbelastung bei der Sitzaufnahme im Durchschnitt rund 0,13 r, bei der Übersichtsaufnahme 0,3 r und bei der seitlichen Aufnahme 0,96 r beträgt (Tabelle 2). Diese Dosen sind gering; es muß jedoch dringend gefordert werden, daß jede Aufnahme nur dann Anwendung findet, wenn eine genaue und exakte Indikation gegeben ist. Röntgenaufnahmen als Reihenuntersuchungen jeder zur Geburt in die Klinik aufgenommenen Frau müssen aus diesen Gründen strikt abgelehnt werden.

Tabelle 2

Die Strahlenbelastung, gemessen im Darm, beträgt bei

Sitzaufnahmen nach Martius	0,129 r	(0,031 r — 0,140 r)
Übersichtsaufnahme	0,293 r	(0,102 r — 0,837 r)
Seitliche Aufnahme	0,957 r	(0,461 r — 1,416 r)

V. Praktische Anwendung

Was nun die praktische Anwendung anlangt, so wird die Übersichtsaufnahme und vielleicht auch noch die Sitzaufnahme von jeder mittleren und größeren Klinik, ja vielleicht sogar auch noch von kleineren Kliniken durchgeführt werden können. Schwierigkeiten tauchen lediglich bei der seitlichen Aufnahme auf, bei der es bisher nötig war,

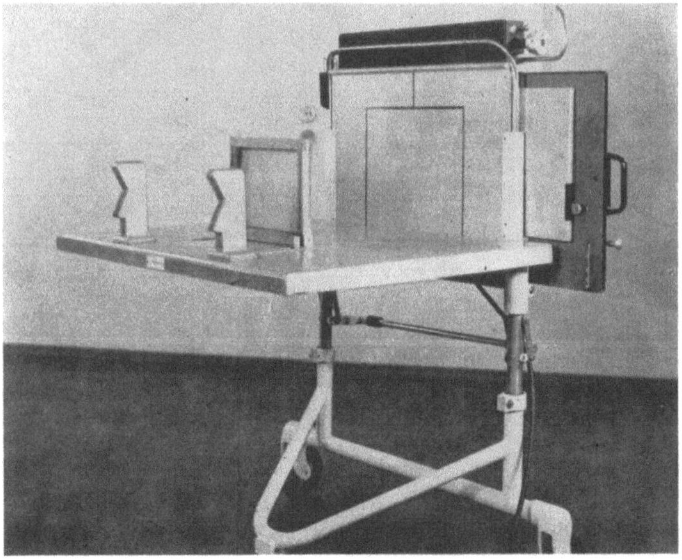

Abb. 38

einen besonderen Lagerungstisch zur Verfügung zu haben. In Zusammenarbeit mit dem VEB Röntgenwerk Gera konnte jedoch ein kleines fahrbares Zusatzgerät, welches für jeden normalen Röntgentisch Anwendung finden kann, gebaut werden, das diese seitlichen Aufnahmen ermöglicht (Abb. 38—43). Das Gerät ist fahrbar. Es brauchen also nicht die schweren Platten wie bei den bisherigen Zusatzgeräten durch die Röntgenassistentin gehoben zu werden. Es enthält an der Seite eine Flachblende und den Film, darunter einen Hebel, der die waagerechte Platte hebt und senkt und somit auf den normalen Röntgentisch auflegen kann. Die waagerechte Platte enthält das Kompressorium, rechts unten die Kurbel; am Kompressorium ist die Skala für den Verkleinerungsfaktor angebracht. Das Gerät ist in Abb. 41 an den Röntgentisch herangefahren und aufgesetzt. Damit die Patientin mühelos vom Wagen auf den Tisch herüberrutschen kann, ist die Flachblende mit Film nach unten abklappbar und kann, nachdem die Patientin auf dem

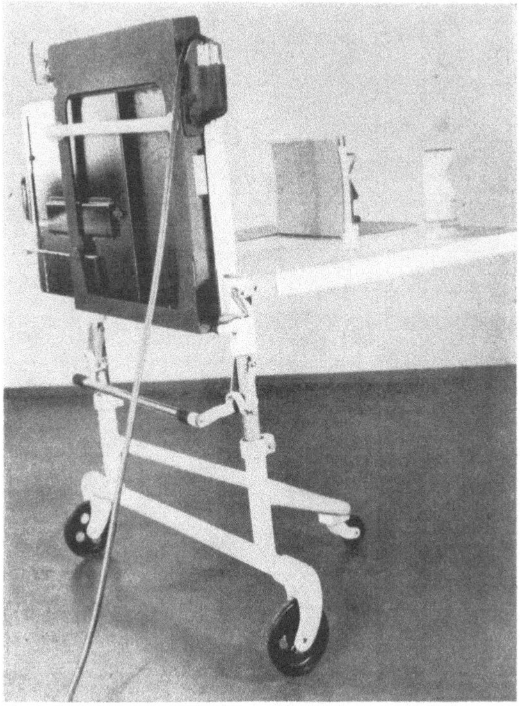

Abb. 39

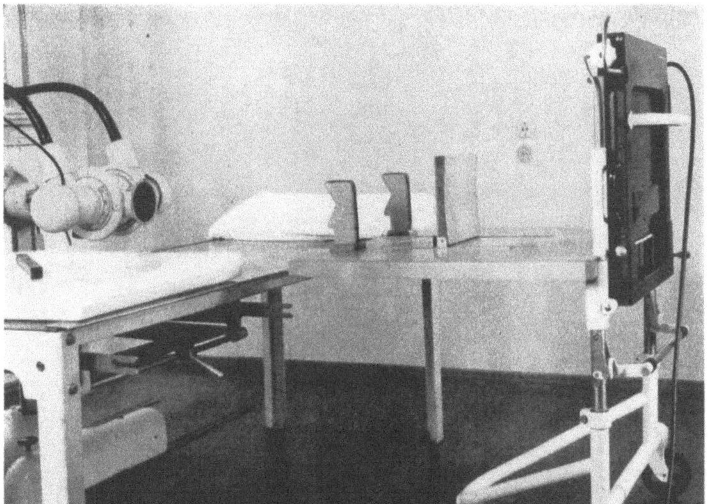

Abb. 40

Tisch liegt, wieder ohne viel Kraftanstrengung hochgeklappt werden. Abb. 42 zeigt das Gerät mit Röntgentisch aufnahmebereit, wobei es, wie aus Abb. 43 ersichtlich ist, noch möglich ist, die Rohre und das Zusatzgerät durch zwei Anschlagböcke in sichere Ver-

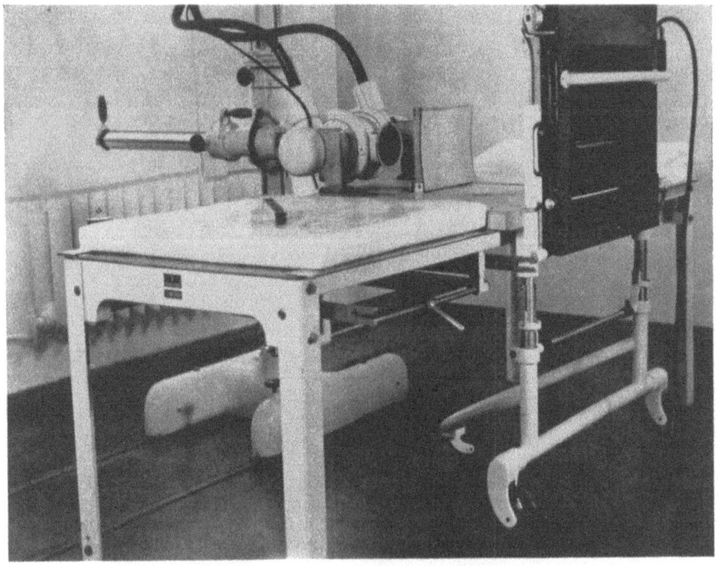

Abb. 41

bindung zu bringen. Durch dieses neue Zusatzgerät, welches wie gesagt konstruiert ist und sich bereits in Fertigung befindet, ist es möglich, der geburtshilflichen Röntgendiagnostik und besonders der seitlichen Aufnahme zur Feststellung eines Mißverhält-

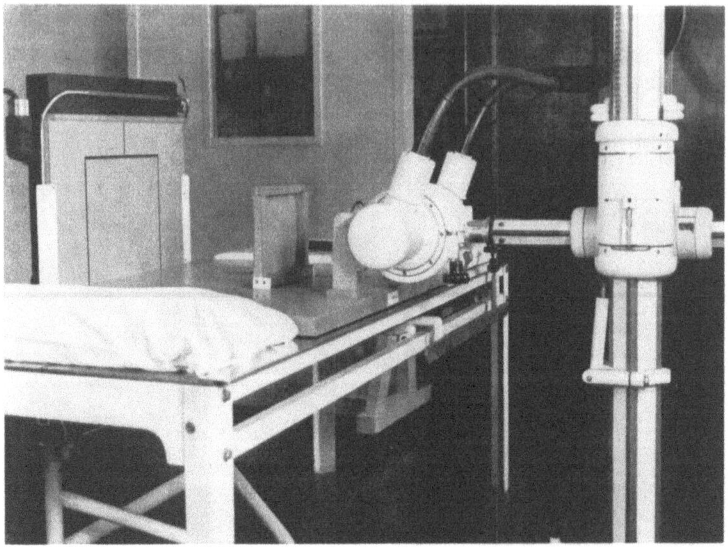

Abb. 42

nisses in breitem Rahmen eine praktische Anwendung zu geben. Es ist zu hoffen, daß eine Auslieferung dieses Zusatzgerätes noch in diesem Jahr an die interessierten Kliniken erfolgen kann.

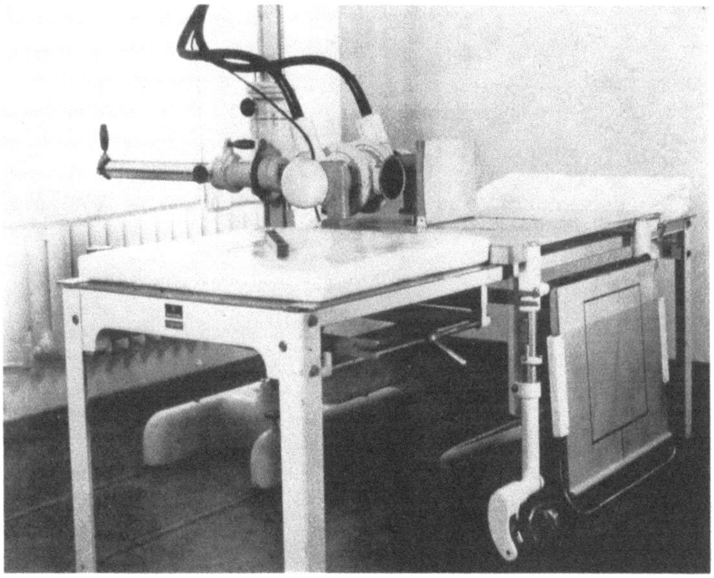

Abb. 43

FSC
www.fsc.org
MIX
Papier | Fördert gute Waldnutzung
FSC® C083411

Kolibri 360 GmbH
Ferdinand-Jühlke-Straße 7
99095 Erfurt, Deutschland
produktsicherheit@kolibri360.de